Mosaik
bei GOLDMANN

Buch

Viele Menschen haben schon Diäten zum Abnehmen und für ein
gesünderes Leben ausprobiert, doch keine hat wirklich gepasst.
Hier wird ein Ernährungsprogramm vorgestellt, das sich optimal
auf den eigenen Körper abstimmen lässt. Der Schlüssel zum
Schlanksein und Wohlfühlen ist die eigene Blutgruppe. Sie legt
fest, wie der Körper auf bestimmte Nahrungsmittel reagiert, wie er
sie umsetzt und verdaut. Ergänzt wird dieser Ansatz durch die er-
folgreichen Regeln der modernen Trennkost. Dina Khader und
Irene Toovey zeigen, welche Nahrungsmittel sich beim Abnehmen am besten für die jeweilige Blutgruppe eignen, und stellen
gesunde und leckere Rezepte vor, die von der ganzen Familie zubereitet werden können. Übersichtliche Tabellen machen die
richtige Kombination der Speisen ganz einfach, und persönliche
Erfolgsgeschichten machen Lust und Mut zum Durchhalten.

Autorinnen

Dina Khader ist ausgebildete Ernährungsspezialistin. Seit mehr als
zehn Jahren betreibt sie eine private Praxis für Ernährungsberatung in Mount Kisco, New York. Die Autorin hat an mehreren Bü-
chern zum Thema Diät und gesunde Ernährung mitgearbeitet,
unter anderem stellte sie die Rezepte und den Ernährungsplan für
den Bestseller »Vier Blutgruppen. Vier Strategien für ein gesundes
Leben« von Peter d'Adamo zusammen.

Irene Toovey studierte an der Parsons's School of Design und an
der New York University. Sie hat viele Jahre hoch begabte Kinder
unterrichtet und mehrere Bücher veröffentlicht.

DINA KHADER
IRENE TOOVEY

Schlank und gesund mit der Blutgruppendiät

Trennkost für jede Blutgruppe

Mit Diätplan
und vielen Rezepten

Aus dem Amerikanischen
von Karin Wirth

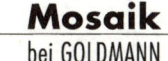

Mosaik
bei GOLDMANN

Die hier vorgestellten Informationen sind nach bestem Wissen und Gewissen geprüft, dennoch übernehmen Autor und Verlag keinerlei Haftung für Schäden irgendeiner Art, die sich direkt oder indirekt aus dem Gebrauch der hier vorgestellten Anwendungen ergeben. Bitte beachten Sie in jedem Fall die Grenzen der Selbstbehandlung und nehmen Sie bei Krankheitssymptomen professionelle Diagnose und Therapie durch ärztliche oder naturheilkundliche Hilfe in Anspruch.

Umwelthinweis:
Alle bedruckten Materialien dieses Taschenbuches
sind chlorfrei und umweltschonend.

Deutsche Erstausgabe August 2001
© 2001 der deutschsprachigen Ausgabe
Wilhelm Goldmann Verlag, München,
ein Unternehmen der Verlagsgruppe Random House GmbH
© 2000 Dina Khader and Irene Toovey
Originaltitel: The Food Combining/Blood Type Diet Solution
Originalverlag: NTC/Contemporary Publishing Group, Inc.
Dieses Werk wurde vermittelt durch die Literarische Agentur
Thomas Schlück GmbH, 30827 Garbsen
Umschlaggestaltung: Design Team München
unter Verwendung folgender Fotos:
Umschlag: Premium/Stock Image
Umschlaginnenseiten: Premium/Tyler/Zephyr
Redaktion: Christina Hackner
Satz: Barbara Rabus, Sonthofen
Druck: GGP Media, Pößneck
Verlagsnummer: 16359
kö · Herstellung: Max Widmaier
Made in Germany
ISBN 3-442-16359-5
www.goldmann-verlag.de

1 3 5 7 9 10 8 6 4 2

Für Nigel und Sebastian, die mich während meiner Wandlung inspiriert haben.

Zur Entstehung dieses Buchs haben viele Menschen beigetragen: Familienmitglieder, Freunde, Kollegen und Dinas Patienten und Klienten. Wir sind dankbar für ihre Unterstützung, ihre Begeisterung und Ermutigung.

Inhalt

Vorwort

Welche Methoden man auch anwenden mag – die Grundlage jedes effektiven therapeutischen Vorgehens muss eine durchdachte, individuell angepasste Ernährung sein. Selbst ehemalige Skeptiker sehen inzwischen ein, dass jeder Krankheit auch falsche Ernährung zugrunde liegt, und oft ist falsche Ernährung ihre Hauptursache. Daher muss jede Behandlung auch eine Korrektur der Ernährungsgewohnheiten beinhalten. Wir leiden jetzt unter dem, was wir gegessen haben, und werden durch das, was wir stattdessen zu uns nehmen, geheilt.

Wenn Ernährungsberatung allerdings mehr als nur eine Hilfe dabei sein soll, eine gesundheitliche Störung zu lindern, müssen die Patienten dazu ermutigt werden, die neue Ernährungsweise nicht nur zur Überwindung einer speziellen Erkrankung einzusetzen, sondern als Mittel zur aktiven Förderung ihrer Gesundheit zu verstehen und somit ihren Lebenswandel zu ändern. So wird einem Rückfall in alte Gewohnheiten nach dem Verschwinden der Krankheitssymptome vorgebeugt.

Jede Entscheidung zugunsten der Gesundheit erleichtert den nächsten Schritt, so dass eine positive Richtungsänderung im Bereich der Ernährung viele weitere nach sich zieht, die aufeinander aufbauen und unsere Lebensenergie, die heilende Kraft in uns selbst, stärken. Und allein dadurch werden wir geheilt.

Wirksame Ernährungsberatung muss also mehr vermitteln als gute Ratschläge; sie muss grundlegende Veränderungen zugunsten der Gesundheit erleichtern und so die inneren Heilungskräfte anregen. Sie muss inspirieren.

Aus diesen Gründen kann ich dieses äußerst hilfreiche Buch nur wärmstens empfehlen.

Dr. John Diamond

Einleitung

Sie sind im Begriff, sich auf eine neue Ernährungsweise einzulassen, die Ihr Leben für immer verändern könnte. Bei mir war dies jedenfalls so.

Lassen Sie mich Ihnen zunächst die Geschichte meiner eigenen wundersamen Wandlung erzählen. Ich war eine 45-jährige, 85 kg schwere (und stetig weiter zunehmende), knapp 1,68 m große Gourmetköchin mit einer Leidenschaft für das Essen. Meine Gedanken kreisten ständig darum, was ich zubereiten oder essen würde. Essen bedeutete für mich Befriedigung von Gefühlen, ich wählte Mahlzeiten danach aus, wonach mich gelüstete. Dabei war ich der Meinung, ich wüsste, worauf es bei gesunder Ernährung ankam: Eine ausgeglichene Mahlzeit besteht aus Proteinen, Kohlenhydraten und Gemüse. Oder etwa nicht? Ich verwendete immer nur die frischesten und besten Zutaten, wusste aber trotz meiner Belesenheit und Bildung wenig über gute Essgewohnheiten.

Beispielsweise ließ ich grundsätzlich das Frühstück ausfallen. Mehrere Tassen Kaffee am Morgen lieferten mir den Schwung und die Vitalität, die ich für den Start in den Tag brauchte.

Um die Mittagszeit war ich so hungrig, dass ich alles hätte essen können, *einschließlich* der Spüle. Ich stieg in einer Art von Raserei ins Auto, während mir bei dem Gedanken an eine Aubergine oder ein Stück Hühnerquiche mit Parmesan das Wasser im Munde zusammenlief. Manchmal gönnte ich mir zwei oder drei Stücke einer exotischen Pizza, die ich vorzugsweise mit mindestens einem Liter Diät-Cola hinunterspülte. Kein Wunder, dass meine Blase immer wehtat und ständig erweitert war.

Wenn ich am späten Nachmittag von der Arbeit nach Hause kam, durchstöberte ich die Küche nach einem Snack vor dem Abendessen. Ich verschlang wahllos alles, was mir in die Hände fiel. Natürlich kostete ich auch ausgiebig von allem, was ich für das Abendessen zubereitete.

Abendessen gab es gegen 20.00 Uhr. Es war normalerweise sehr reichhaltig und schwer und verbrauchte den letzten Rest an Energie, der meinem Körper noch verblieben war. Meinen Durst löschte ich während und nach dem Abendessen mit einem weiteren Liter Diät-Cola.

Man würde meinen, dass mich eine solche Gourmetmahlzeit sättigte, aber so war es leider nicht. 22.00 Uhr war eine gute Zeit, um eine halbe Tüte »fettarmer« Brezeln zu verspeisen. Warum auch nicht? Schließlich waren sie ja fettarm.

Dieses Verhalten war mir zur Gewohnheit geworden, und ich versprach mir oft selbst, dass ich eines Tages ernsthaft versuchen würde, eine Diät zu machen. Meine Kleider wurden immer enger. Ich kaufte Nummer um Nummer größer, um meinen ausufernden Leib zu bedecken und zu verstecken. Mein Ehemann wies mich dezent darauf hin, dass ich vielleicht wegen meines Mammuthinterteils und meiner kolossalen Schenkel etwas unternehmen sollte. Ich beschloss, mit einem speziellen Gerät zu trainieren, aber dies führte zu einem neuen Problem. Ich zog mir einen Knorpelriss in einem Knie zu, der chirurgisch behandelt werden musste.

Verzweifelt sprach ich mit einer Kollegin, die mit einer Diät 35 Kilo abgenommen hatte, über meine missliche Lage. Die Diät war von Dina Khader ausgearbeitet worden, einer Ernährungsberaterin, die den Ernährungsplan jedes einzelnen Klienten an dessen spezielle Bedürfnisse anpasst. Dinas Praxis ist so erfolgreich, dass ich fast zwei Monate auf einen Termin warten musste.

Die Diät und wie sie funktioniert

Ich betrachte den Tag, an dem ich Dina Khader kennen lernte, als den Tag meiner Erleuchtung. Sie erklärte mir, dass eine Gewichtsabnahme einschneidende Veränderungen bei meinen Essgewohnheiten voraussetzte. Ihre Empfehlungen sollten auch dramatische Auswirkungen auf meine Gesundheit haben.

Sie sprach sehr leise und schnell. Doch ich nahm jedes ihrer kostbaren Worte in mich auf, als ob es Perlen der Weisheit seien. Dinas Ausführungen halfen mir sehr und waren wirklich nachvollziehbar. Dina erarbeitete auf der Grundlage meiner Gesundheitsprobleme und meiner Blutgruppe (A) eine individuelle Diät für mich.

Jede Blutgruppe reagiert auf Nahrungsmittel anders. Die Auswahl der richtigen Nahrungsmittel anhand der Blutgruppe kann für eine Gewichtsabnahme und die Gesundheit ein wesentlicher Faktor sein.

Dina erklärte mir, dass für mich als Trägerin der Blutgruppe A eine hauptsächlich vegetarische Ernährung am besten geeignet sei, da ich wenig Salzsäure in meinem Verdauungssystem hätte und daher Fleisch schlecht zerlegen könne. Meine neue Ernährungsform sollte auf Gemüse, Früchte, Nüsse, Samen, Eier, magerem Fisch, Sojaprodukten und gelegentlich Pute oder Huhn basieren. Einmal im Monat durfte ich mir Bio-

Rindfleisch oder -Lamm gönnen, obwohl dies nicht zu den empfohlenen Nahrungsmitteln gehörte.

Weizenhaltige Nahrungsmittel wie Brot, Gebäck, Brezeln, Teigwaren und die meisten Stärken aus Getreide (ein wichtiger Teil meiner bisherigen Ernährung) sollten während der Diät völlig entfallen. Letzteres war eine wesentliche Voraussetzung für die Gewichtsabnahme. Dina erklärte mir, dass Weizengluten ein Stoff ist, der Allergien hervorrufen kann, schwer zu verdauen ist und bei manchen Menschen sogar zu Depressionen führen kann.

Die Vorstellung, meine Lieblingsnahrungsmittel aufgeben zu müssen, löste eine gelinde Panik in mir aus. Keine herzhaften Brote und Nudelgerichte, keine leckeren Backwaren mehr? Pizza verboten? Wie konnte ich mich an so lächerliche Verbote halten? Ich sah entmutigt in den Spiegel, und 85 Kilo sahen mir entgegen. Ich hatte keine andere Wahl, als es zu versuchen.

Die Diät basiert auf den Prinzipien der Trennkost. Eine Grundregel dieser Ernährungsform besagt, dass bei einer Mahlzeit niemals Protein und Kohlenhydrate kombiniert werden dürfen (nie mehr Steak mit Kartoffeln!). Doch glücklicherweise darf man so viel essen, wie man will, solange man nur die richtigen Lebensmittel zusammenstellt (Fleisch mit Salat und kohlenhydratarmem Gemüse oder Teigwaren mit Salat und einem beliebigen Gemüse)! Das war meine Rettung. Da ich ein guter Esser bin, hatte ich mir Sorgen gemacht, dass ich bei begrenzten Portionen ständig hungrig sein würde. Allerdings bedeutete das auch nicht, dass ich grünes Licht für Essorgien hatte. Dina empfahl mir, nur so viel zu essen, bis ich angenehm gesättigt sei.

Das Prinzip der Trennkost ist sehr einleuchtend. Isst man

Kohlenhydrate und Protein zusammen, braucht der Körper bis zu sechs Stunden oder mehr, um diese Mahlzeit zu verdauen. Er muss also Überstunden machen, um die Nahrung zu zerlegen, statt mit dieser Stoffwechselenergie Fettablagerungen zu verbrennen. Eine gut kombinierte Mahlzeit zu verstoffwechseln beansprucht dagegen nur etwa die Hälfte dieser Zeit. Eine kohlenhydratarme Gemüsemahlzeit (ein großer Salat) ist in etwa zwei Stunden verdaut, während Mahlzeiten, die lediglich aus Obst bestehen, in weniger als 45 Minuten verdaut sind.

Dina empfahl mir Obst als ideales Frühstück. Daneben sollte ich Obst mindestens zwanzig Minuten vor oder dreißig Minuten nach einer gut kombinierten Mahlzeit essen. Ich lernte, dass Früchte nie zusammen mit Protein oder Kohlenhydraten verzehrt werden dürfen, da diese Kombination im Magen fermentieren würde. Zum richtigen Zeitpunkt gegessen, können Früchte aufgrund der darin enthaltenen Enzyme jedoch sehr viel Energie liefern. Außerdem helfen sie, das Verdauungssystem zu reinigen.

Wenn man die Richtlinien der Trennkost befolgt, nimmt man nicht nur ab, sondern hat auch mehr Energie.

Weitere Merkmale von Dinas Programm: Milchprodukte sind in begrenztem Maße zulässig. Ich durfte frischen Mozzarella, fettarmen Bio-Joghurt, Ziegenmilchprodukte, ein wenig Bio-Kuhmilch und kleine Mengen Bio-Süßbutter essen. Dina erklärte mir, dass Ziegenmilch oft besser verträglich ist als Kuhmilch, da sie ein ähnliches Nährstoffprofil wie Muttermilch hat. Ziegenmilch und Ziegenmilchprodukte lösen daher weniger Allergien aus, produzieren im Körper weniger Schleim und sind daneben weniger mit Hormonen und Antibiotika belastet.

Nach der Theorie der blutgruppenspezifischen Ernährung sind Sojamilch und Sojaprodukte für die Blutgruppen A und 0 gesünder als Kuhmilch, da Soja nicht die Schleimbildung fördert. Zu viel Schleim im Körper begünstigt Allergien, Asthma und Pilze und verhindert außerdem den Aufbau starker Abwehrkräfte. Ich entdeckte Vanille-Sojamilch als akzeptablen Ersatz für Kuhmilch in meinem Kaffee, wenn es auch einige Tage dauerte, bis ich mich an den Geschmack gewöhnt hatte. Ja, ich durfte ein oder zwei Tassen Kaffee am Tag trinken! Kaffee in Maßen wurde für mich als Trägerin der Blutgruppe A sogar als günstiges Getränk eingestuft. Hätte man mir vorgeschrieben, auf Kaffee ganz zu verzichten, wäre ich vielleicht nicht im Stande gewesen, diese dramatische Veränderung in meinem Leben zu vollziehen.

Dina forderte mich auf, Salatsoßen, Gewürze und Zutaten zu verwenden, die keine chemischen Zusätze und keinen Zucker enthielten. Ich mied Balsamico, Weiß- und Rotweinessig und verwendete stattdessen essigfreie Salatdressings. Essig kann die Aufspaltung der Nahrungsmittel mit Hilfe des Speichels verhindern und die Verdauung von Kohlenhydraten verlangsamen; außerdem kann er das Pilzwachstum fördern. Problematisch ist beim Essig auch, dass er selbst nicht leicht verdaulich ist, die Magen- und Darmschleimhaut reizen und sich durch seinen Säuregehalt ungünstig auf die Gelenke auswirken kann. Kalt gepresster Apfel- oder Vollreisessig ist weniger schädlich, aber frischer Zitronensaft ist ein noch besserer Ersatz.

Die letzte Regel betraf Getränke. Kräutertees und (kohlensäurefreies) Wasser waren für mich am besten geeignet. Kohlensäurehaltiges Wasser kann Blähungen verursachen. Ich durfte fünfzehn Minuten vor oder frühestens eine Stunde nach einer Mahlzeit trinken. Trinken während einer Mahlzeit war verboten, da es den Verdauungsprozess stören und verlangsamen kann.

Dina empfahl mir, Sport in meinen Tagesablauf zu integrieren. Körperliche Aktivitäten würden meinen Stoffwechsel anregen und den Gewichtsverlust beschleunigen.

Somit stellte ich mich also der Herausforderung, ein für meine Körpergröße annehmbares Gewicht (67 bis 70 kg) zu erreichen. Ich verließ Dinas Praxis überwältigt und mit vielen neuen Gedanken im Kopf. Ich fühlte mich wie ein Kind, das laufen lernt. Entschlossen, die Sache durchzuziehen, stellte ich einen Plan auf.

Ich begann meinen Tag mit zwei Tassen Kaffee mit Vanille-Sojamilch. Wenn ich bei der Arbeit eintraf, frühstückte ich etwas Obst – entweder frische Ananas oder Früchte der Saison wie Trauben oder Beeren.

Mein typisches Mittagessen bestand aus gemischtem grünem Salat mit verschiedenen Sprossen und einer Proteinbeilage (pochiertem Lachs, Thunfisch, Huhn, Ei oder Pute). Gelegentlich gab es braunen Reis und in wenig Fett gebratene Gemüse oder Knoblauchendivie und überbackenen Fenchel. Eines meiner Lieblingsmittagessen war ein Spinat-Champignon-Salat mit frischem Schafskäse und einem Zitronen-Oregano-Knoblauch-Dressing.

Ich hielt mich strikt an die Getränkeregeln und löschte meinen Durst zu den empfohlenen Zeiten mit den diversen Kräutertees.

Wenn ich von der Arbeit heimkam, gab es einen Snack aus Bio-Möhrensaft, Obst oder einem Bio-Joghurt (natur, Vanille oder Cappuccino-Geschmack). Manchmal griff ich mir auch eine Hand voll Nüsse oder Samen, die mir das Durchhaltevermögen für die Zubereitung des Abendessens lieferten.

Die Proteinlieferanten des Abendessens waren meist Pute, Fisch oder Huhn aus biologischer Tierhaltung. Lamm oder Rindfleisch gab es nur einmal im Monat; Huhn war dreimal pro Woche erlaubt. Die Beilagen zum Protein bestanden immer aus Salat und Gemüse. Da die Portionen so groß sein durften, wie ich wollte, war ich immer sehr gesättigt. Nach einer Weile begnügte ich mich mit kleineren Mengen Protein und begann, mehr Salat und Gemüse zu essen. Eine Stunde nach dem Abendessen genoss ich eine Tasse Kräutertee. Wenn ich doch einmal das Bedürfnis nach einem kleinen Snack hatte, aß ich dreißig Minuten oder länger nach dem Abendessen ein Stück Obst.

Essen im Restaurant war einfach, da jede Speisekarte meine Ernährungsanforderungen abdeckte. Selbst bei einem Urlaub in der Karibik gab es in dieser Hinsicht kaum Probleme. Und noch eine gute Nachricht: Vor einer Mahlzeit durfte ich ein oder zwei Gläser Wein trinken. Ein guter trockener Wein passt besonders gut zu einer Proteinmahlzeit und unterstützt den Verdauungsprozess. Manchmal gönnte ich mir nach dem Essen einen Cappuccino.

Wenn ich heute im Restaurant esse, bestelle ich immer gegrillten Fisch oder Huhn (ohne Soße) mit einem Gemüse. Vorab gibt es einen gemischten grünen Salat. Es ist also ganz einfach: Man braucht nur den Reis oder die Kartoffeln, die in einem Restaurant normalerweise als Beilage gereicht werden, durch Salat oder Gemüse ersetzen. In manchen China-Restaurants wird sogar gedämpfter Fisch, Tofu oder Gemüse mit köstlichen (stärke- und zuckerfreien) Soßen zum Dippen angeboten. (Allerdings enthalten die meisten Sojasoßen Weizengluten.)

Meine Erfolgsgeschichte

Wie viel habe ich abgenommen? Nach acht Monaten war ich um über 20 Kilo leichter. Dina verordnete mir dann eine Erhaltungsdiät, zu der auch (zweimal die Woche) Vollkornbrot, Frühstücksflocken, Hafer und Teigwaren gehörten. Außerdem erweiterte ich meine Nahrungspalette um Dinkelprodukte. Ich entdeckte viele schmackhafte Produkte, die aus diesem gesunden Weizenersatz hergestellt sind.

Um ehrlich zu sein, macht es mir gar nichts aus, die ursprüngliche Diät auf Dauer beizubehalten. Ich habe die sexy Figur zurückgewonnen, die ich vor 20 Jahren hatte, bin für meinen Mann wieder attraktiver und interessanter geworden, meine Freundinnen bestaunen mich und behaupten, dass ich viel jünger aussehe. Ich habe viel mehr Energie, und während ich an diesem Buch mitgearbeitet habe, war ich so kreativ wie nie zuvor.

Nur mein Geldbeutel hat etwas gelitten – denn ich musste meine gesamte Garderobe erneuern. Bei den meisten Kleidungsstücken bin ich von Größe 44/46 auf Größe 36 gerutscht. Als ich meine Sachen anprobierte, um zu sehen, was noch brauchbar war, konnte ich fast nicht glauben, wie meine alten Kleider um meine neue schlanke Figur herumwogten.

Achtzehn Monate, nachdem ich mich dem Abnehmen verschrieben habe, halte ich immer noch das neue Gewicht (22 kg weniger). Ich verzichte völlig auf Weizenprodukte, meide Milchprodukte und praktiziere immer noch Trennkost. Auch meine Gesundheit hat sich entschieden zum Besseren gewendet.

Ich litt seit meinem zehnten Lebensjahr an schweren Allergien. Im Frühjahr und Herbst fühlte ich mich oft so schlecht, dass ich im Bett liegen musste. Mit 40 entwickelte ich Asthma, das zahlreiche Inhalationen und gelegentlich Adrenalinspritzen erforderte. Ich litt auch an einer chronischen Blasenentzündung, die sehr unangenehm war. Meine Haut war mit Akne bedeckt, und nach Ansicht des Dermatologen sollte ich über einen längeren Zeitraum niedrig dosierte Antibiotika einnehmen, um sie unter Kontrolle zu halten.

Dank meiner neuen Ernährungsgewohnheiten sind all diese Beschwerden abgeklungen. Das einzige Nahrungsergänzungsmittel, das ich einnehme, ist täglich das Probiotikum wegen der Akne und der Blasenentzündung. Ein Probiotikum ist ein Acidophilus-Präparat, das nützliche Bakterien enthält, was Hautproblemen und Entzündungen vorbeugt. Hätte mir vor zwei Jahren jemand gesagt, dass sich eine Umstellung meiner Ernährungsgewohnheiten positiv auf meine Gesundheit auswirken würde, wäre ich sehr skeptisch gewesen. Diese positiven Nebenwirkungen empfinde ich als ein absolutes Wunder. Deshalb werde ich nie mehr zu meinem alten Lebensstil des zügellosen Schlemmens zurückkehren.

Das ist sie also – die erstaunliche Erfolgsgeschichte eines ganz normalen Menschen. Vielleicht haben Sie sich teilweise darin wieder erkannt, oder die Geschichte hat sie inspiriert. Falls eines von beiden zutrifft, empfehle ich Ihnen dringend, einen Arzt oder Ernährungsberater aufzusuchen, bevor Sie sich auf dieses Programm einlassen. Dann stürzen Sie sich hinein, und freuen Sie sich auf einen schlankeren und gesünderen Körper.

Lesen Sie nun weiter, und erfahren Sie von Dina, worauf ihr Ernährungsprogramm basiert.

Irene Toovey

Die Grundlagen

Echte Gesundheit ist das Ergebnis vieler Faktoren. Gute Ernährung, frische, saubere Luft, Sport in Maßen, ausreichend Sonnenlicht, Ruhe, Hygiene und eine optimistische Lebenseinstellung gehören dazu.

In meiner Praxis konzentriere ich mich auf ausgewogene, gute Ernährung als Grundbaustein der Gesundheit, wobei ich sowohl die Blutgruppentheorie als auch die Prinzipien der Trennkost anwende. Außerdem empfehle ich Nahrungsergänzungsmittel, da sie sowohl die Gewichtsabnahme als auch den Gesundheitszustand insgesamt fördern. Während der letzten zehn Jahre, in denen ich praktiziere, haben meine Klienten bei der Gewichtsabnahme dramatische Erfolge erzielt.

Trennkost

Das Konzept der Trennkost wurde von Dr. Howard Hay (1866 bis 1940), einem begabten Chirurgen und Allgemeinmediziner, entwickelt. Er war der Auffassung, dass falsche chemische Bedingungen Krankheiten verursachen und dass verträgliche Nahrungsmittelkombinationen den Körper auf natürliche Weise in die Lage versetzen, das richtige chemische Gleichgewicht wiederherzustellen und aufrechtzuerhalten. Dr. Hays Trennkostprinzip basiert auf der Annahme, dass, wenn man zu viele verschiedene Arten von Nahrungsmitteln gleichzeitig zu sich nimmt, eine Art innere Vergiftung entstehen kann, die

Durch schlechte Nahrungs-mittelkombinationen verursachte Symptome

Umweltallergien

Gasbildung

Blähungen

Verstopfung

Verdauungsstörungen

Entzündungen

Gewichtszunahme

Migräne

Trägheit

das Energieniveau senkt, zu Gewichtszunahme führt und sogar Krankheiten auslöst.[1]

Proteinhaltige Nahrungsmittel wie Fleisch, Fisch, Geflügel und Eier müssen vom Körper in einer sauren Umgebung mit Hilfe von Pepsin, einem Enzym, das nur in einem sauren Medium vorkommt, zerlegt werden, um vom Körper verwertet werden zu können. Wenn Nahrungsmittel, die alkalische Enzyme erfordern (z. B. Kohlenhydrate) zusammen mit proteinhaltigen verzehrt werden, kann dies die Verdauung ernsthaft beeinträchtigen. Es erfolgt eine chemische Reaktion zwischen dem sauren und dem alkalischen Enzym, was zu einer Neutralisierung führt, wodurch beide Enzyme unwirksam werden.[2] Der Verdauungsvorgang wird stark verlangsamt, und die Nahrung sitzt stundenlang im Verdauungtrakt fest. Das Ergebnis sind Gasbildung und Blähungen.

Säure + Base = Neutrale Lösung

In dieser neutralisierten Umgebung wird das Protein in der Mahlzeit nicht richtig zerlegt und stattdessen im Darm intakt in Form großer Proteinmoleküle absorbiert, die Histamine (giftige Proteine) enthalten, die wiederum für allergische Erkrankungen wie Asthma, Ekzeme, Heuschnupfen und Migräne verantwortlich sein können. Die Verdauung von Kohlenhydraten erfordert andererseits eine alkalische Umgebung. Die Verdauung von Stärke, also komplexen Kohlenhydraten, beginnt bereits im Mund durch das im Speichel enthaltene Enzym Ptyalin; letztendlich werden die aufgespaltenen Kohlenhydratbausteine in den Dünndarm weitertransportiert, wo sie schließlich vom Körper aufgenommen werden.

Zum Thema Allergien

Bei vielen meiner Patienten mit verborgenen Lebensmittelunverträglichkeiten ist durch Befolgen der Trennkostregeln eine deutliche Verbesserung eingetreten. Der Schlüssel zum Abnehmen liegt neben der Reduzierung von Kalorien- und Fettaufnahme darin, wie gut die Verdauung funktioniert. Eine effizientere Verstoffwechselung führt zu einer schnelleren Aufnahme der Nahrung und letztlich zu Gewichtsabnahme. Doch beachten Sie: Lebensmittelallergien sollten nicht mit Lebensmittelunverträglichkeiten verwechselt werden. Eine Lebensmittelallergie löst eine Immunreaktion (Antikörperbildung) aus, während Unverträglichkeiten die Verdauung beeinträchtigen.

Manchmal sind bestimmte Nahrungsmittel an der Gewichtszunahme schuld. Bei Verzicht auf bestimmte allergieauslösende Nahrungsmittel schmelzen überflüssige Pfunde daher oftmals einfach dahin. Häufig neigt man dazu, zu viel von diesen allergieauslösenden Nahrungsmitteln zu sich zu nehmen, wodurch Giftstoffe entstehen. Der Körper reagiert darauf mit Flüssigkeitstransport in die betreffenden Regionen, was zu Schwellungen und Ödemen führt. Ein Ödem ist nichts anderes als übermäßige Flüssigkeitseinlagerung, die überall im Körper auftreten kann. Alle Übergewichtigen tragen überschüssiges Wasser mit sich herum. Das heißt, der in den ersten beiden Wochen fast jeder Diät auftretende Gewichtsverlust ist größtenteils ein Wasserverlust. Nahrungsmittel, die zur Bildung von Giftstoffen führen, beeinflussen auch das Appetitzentrum im Gehirn, wodurch die Wahrnehmung der Sättigung gestört wird. So kann das Essverhalten völlig außer Kontrolle geraten.

Wenn die Giftstoffe schließlich den Darm erreichen, hemmen sie die Verdauungsenzyme, die am Nahrungsstoffwechsel mitwirken. Schlecht verdaute Nahrung wird dann als Körperfett gespeichert.

Nahrungsallergien können jedes Organsystem betreffen, und die Symptome sind vielfältig – von Reizbarkeit und anderen negativen Stimmungen bis hin zu lebensbedrohlichen Zuständen wie einem anaphylaktischen Schock. Physische Merkmale wie geschwollene Tränensäcke, Müdigkeit, Fließschnupfen, Verdauungsstörungen, Kopfschmerzen, Schlaflosigkeit und Wassereinlagerung deuten alle auf Lebensmittelunverträglichkeiten hin. Erfahrungsgemäß sind Unverträglichkeiten in Bezug auf mehrere Lebensmittel häufiger als auf ein einzelnes Nahrungsmittel. Weizen, Milchprodukte, Mais, Zitrusfrüchte, Tomaten, Erdnüsse, Soja, Hefe und Zucker sind Nahrungsmittel, die recht oft zu Flüssigkeitseinlagerung führen. Diese Nahrungsmittel können außerdem eine Entzündung (wie z. B. Arthritis oder Asthma) verursachen oder bereits bestehende Entzündungsherde verschlimmern.[3] Und an diesem Punkt kommt die Blutgruppendiät zum Tragen.

Meiner Erfahrung nach ist der blutgruppenbezogene Ansatz sehr erfolgreich bei der Bestimmung möglicher Lebensmittelallergien und -unverträglichkeiten. Gelegentlich kommt es dabei vor, dass Klienten auf Nahrungsmittel reagieren, die eigentlich günstig für ihre Blutgruppe sind.

Weitere wichtige Punkte

Ein großer Ernährungsfehler, den viele von uns begehen, besteht darin, Obst zusammen mit anderen Nahrungsmitteln zu essen. Dies führt oft zu Gasbildung im Darm, Blähungen, Trägheit und langsamer Verdauung. Dem Verdauungstrakt und einem höheren Energieniveau zuliebe sollte Obst fünfzehn Minuten vor oder mindestens dreißig Minuten nach einer Mahlzeit verzehrt werden. Obst kann aber durchaus als kleine Zwischenmahlzeit genossen werden, solange nicht gleichzeitig andere Nahrungsmittel gegessen werden.

Neben Blähungen, Gasbildung und Trägheit sind auch viele Arten von Kopfschmerzen auf schlechte Nahrungsmittelkombinationen zurückzuführen, die manchmal auch Hypo- oder Hyperglykämie (Unter- oder Überzuckerung) verursachen können.

Eine weitere schlechte Angewohnheit, die zu Gewichtszunahme führen kann, ist zu hastiges Essen. Bekanntlich gibt es unterschiedliche Essgeschwindigkeiten. Je langsamer ein Mensch isst, desto unwahrscheinlicher ist es, dass er Gewichtsprobleme hat. Viele Ernährungsfehler wären sogar weniger gravierend, wenn das Essen nicht so schnell hinuntergeschlungen würde.

Auch die Umgebung, in der wir essen, ist wichtig, da unsere Gedanken, also unsere innere Einstellung, unsere Verdauung positiv oder negativ beeinflussen können. Eine friedliche Atmosphäre fördert die Verdauung, während eine laute, zornige Umgebung die Verwertung der Nahrung deutlich beeinträchtigt.

Was das Trinken beim Essen angeht, so sind hier einige grundsätzliche Dinge anzumerken. Zu einer Mahlzeit mit einem hohen Flüssigkeitsgehalt (z. B. frischem Obstsalat oder grünem Salat) ist Wasser als Getränk zulässig. Da für die Verdauung von rohem Obst und Gemüse keine Salzsäure erforderlich ist, ist es nicht nachteilig, dass durch das Wasser die Magensäure verdünnt wird. Wenn wir jedoch zu einer Mahlzeit, die reich an tierischem oder pflanzlichem Eiweiß ist, große Mengen Wasser, Saft oder Mineralwasser trinken, kann dies ernste Folgen haben. Die Salzsäure im Magen wird verdünnt, wodurch sich entweder die Passage durch den Magen verzögert oder die Verdauungseffizienz negativ beeinflusst wird.

Wie bei allem im Leben gibt es auch zu den Trennkostregeln Ausnahmen. Sehr stark untergewichtigen Menschen würde ich keine Trennkost empfehlen. Auch Athleten, die ihre Kalorien schnell verbrennen, würden durch Einhaltung einer strengen Trennkost zu viel Gewicht verlieren. Wer längere Zeit (mehr als sechs Stunden) keine Nahrung zu sich nimmt, könnte einen zu niedrigen Blutzuckerspiegel bekommen und muss möglicherweise mit dem Protein auch etwas Kohlenhydrate aufnehmen. Der beste Rat, den ich geben kann, ist, auf die Signale des eigenen Körpers zu achten.

Es ist nicht selten, dass Menschen, die anfangen, ihre Ernährung umzustellen, sich zunächst schlechter fühlen. Ähnlich wie beim Verzicht auf Kaffee oder Alkohol treten oft Entzugserscheinungen auf. Während in Fettgewebe und Organen gespeicherte Giftstoffe in den Blutstrom abgegeben werden, kann es zu einer Heilkrise kommen. Dieser, übrigens ganz normale Prozess ist in der Regel innerhalb weniger Tage abgeschlossen.

Die Blutgruppentheorie

Nahrungslektine

Lektine sind allgegenwärtige winzige Proteine in Nahrungsmitteln, die selektiv die Verklumpung roter und weißer Blutzellen sowie der Zellen des Verdauungstrakts fördern. Ist ein
Lektin mit der Blutgruppe eines Menschen verträglich, das
heißt kompatibel, wirkt sich dies positiv auf Gesundheit, Abwehrkräfte und Körpergewicht aus. Inkompatible Lektine führen zu Entzündungen, im Laufe der Zeit möglicherweise auch
zu Lebensmittelallergien oder -unverträglichkeiten und in
manchen Fällen letztlich zu degenerativen Erkrankungen. In
diesem Zusammenhang rückte die Rolle von Nahrungsmittel-
lektinen gar in den Fokus der Krebsforschung.[4]

Schädliche Lektine können Organsysteme wie Gehirn, Leber, Nieren oder Verdauungstrakt angreifen. Dabei verklum-
pen Blutzellen, die schließlich den betreffenden Teil des Körpers schädigen. Bei Leukämie können sich bestimmte Lektine
an die Zellrezeptoren weißer Blutzellen anheften und so eine
schnelle Zellteilung forcieren. Dadurch erhöht sich die Zahl
der weißen Blutkörperchen beträchtlich – und Leukämie ent-
steht. Je nach Art des Lektins erhöht oder vermindert sich die
Leukozytenzahl. Lektine führen bei verschiedenen Menschen
zu unterschiedlichen Reaktionen. Während sich beim einen
Leberkrebs entwickelt, bekommt ein anderer Arthritis. Zu-
sammenfassend kann gesagt werden, dass wo immer sich Lektine gehäuft ansammeln, dieser Teil des Körpers Schaden
nimmt.[5] Zerstörerische Lektine verhindern daneben Gewichtsabnahme, indem sie Stoffwechsel und Verdauung verlangsamen oder die Insulinausschüttung aus der Bauchspeicheldrüse bremsen.

Die Entwicklung der Blutgruppen

Es gibt vier Blutgruppen: 0, A, B und AB. Die einzelnen Blutgruppen entwickelten sich in unterschiedlichen Epochen der Menschheitsgeschichte in unterschiedlichen Teilen der Welt, und zwar in Abhängigkeit von der Umgebung, der Anfälligkeit für bestimmte Erkrankungen und der Verfügbarkeit von Nahrungsmitteln.

• *Die Blutgruppe 0* ist die älteste Blutgruppe und bildete sich in der Jäger-und-Sammler-Ära vor etwa 50 000 Jahren. Da die Nahrung in jener Zeit viel rotes Fleisch enthielt, brauchten die Menschen damals viel Magensäure, um dieses tierische Eiweiß verdauen zu können. Auch heute findet man im Verdauungstrakt eines Menschen mit Blutgruppe 0 mehr Magensäure. Rotes Fleisch saugt die Säure auf wie ein Schwamm. Deshalb können bei Menschen mit Blutgruppe 0, die sich vegetarisch ernähren, eher Probleme des Verdauungstrakts (wie Magengeschwüre) beobachtet werden. Viele Träger dieser Blutgruppe nehmen bei kohlenhydratreicher Ernährung außerdem stark an Gewicht zu, da ihr Körper diese Nahrungsmittel schlechter verwerten kann. Das Kohlenhydrat mit den negativsten Auswirkungen auf das Gewicht bei Blutgruppe 0 ist das Weizengluten: Es beeinträchtigt den Insulinstoffwechsel und stört die effiziente Verbrennung von Kalorien.[6]

• *Die Blutgruppe A* entwickelte sich vor etwa 15 000 bis 25 000 Jahren, als der Mensch begann, sesshaft zu werden und Landwirtschaft zu betreiben. Dieser drastische Wechsel von einer Ernährung, die reich an tierischem Eiweiß war, zu einer auf Getreide und Gemüse basierenden Kost führte zu einem Rückgang der Magensäureproduktion. Menschen mit Blutgruppe A konnten tierisches Eiweiß nicht mehr effizient verstoffwechseln. Aus diesem Grund ist für die Blutgruppe A eine vegetarische Ernährung mit Schwerpunkt auf pflanzlichen Proteinen wie etwa aus Hülsenfrüchten oder Nüssen am günstigsten. Gelegentlich kann die Nahrung durch Fisch- und einige Geflügelprodukte ergänzt werden. Im Hinblick auf Gewichtsabnahme ist die vegetarische Ernährung für Blutgruppe A optimal. Bei Trägern dieser Blutgruppe wird Fleisch als Fett eingelagert. Auch Milchprodukte werden schlecht verdaut und können den Stoffwechsel beeinträchtigen und/oder zu schweren Allergien, einschließlich Umweltallergien, oder Entzündungsherden im Körper führen.

- *Die Blutgruppe B* entwickelte sich als Ausgleich aus den beiden Blutgruppen A und 0. Träger der Blutgruppe B traten viel später in Erscheinung, nämlich als der Mensch als Nomade auf der Suche nach neuen Territorien größere Strecken zurücklegen musste. Blutgruppe B ist also das Ergebnis aus der Vermischung von Gruppe A und 0 vor 10 000 bis 15 000 Jahren. Menschen mit Blutgruppe B vertragen Rohmilchprodukte wie unpasteurisierten Käse und Joghurt sehr gut und fettarme Biomilch relativ gut. Sie ernähren sich am günstigsten von tierischen und pflanzlichen Proteinen. Da sie Milchprodukte und auch sonst die meisten Nahrungsmittel gut verdauen können, nehmen sie normalerweise mühelos ab, solange sie auf Erdnüsse, Mais, Weizen und Linsen verzichten.

- *Die Blutgruppe AB* trat erst innerhalb der letzen 1500 Jahre als Kombination aus den beiden Blutgruppen A und B auf. Im Hinblick auf Gewichtsabnahme und Erhaltung eines gesundheitsfördernden Körpergewichts ist für Träger der Blutgruppe AB eine auf Meeresfrüchten, Milchprodukten, Nüssen und Getreide basierende Ernährung am günstigsten. Weizenprodukte in Form von Brot, Teigwaren oder Kuchen sollten gemieden werden, wenn eine Gewichtsabnahme angestrebt wird. Unabhängig von der Blutgruppe eines Menschen wirkt sich Weizen übrigens nachteilig auf den Stoffwechsel und die Wirksamkeit von Insulin aus, wie wissenschaftliche Forschungen zu diesem Thema dokumentieren.[7] Zu Weißbrot und Vollkornbrot gibt es jedoch viele Alternativen. Beispielsweise lassen sich auch aus Reis-, Hafer- und Dinkelmehl schmackhafte Brote, Teigwaren, Kuchen und Kekse herstellen.

Im Laufe der Jahre konnte ich bei meiner Arbeit mit der Blutgruppendiät bemerkenswerte Erfolge miterleben. Neben der Verbesserung des Gesundheitszustands und der Gewichtsabnahme zeigte der auf der Blutgruppenzugehörigkeit basierende Ansatz auch bei untergewichtigen Menschen positive Auswirkungen (sie nahmen die fehlenden Pfunde zu). Dank der Blutgruppentheorie bleibt die Frage, welche Ernährungsform für welchen Patienten am besten geeignet ist, nicht mehr der Mutmaßung überlassen. Sollte er oder sie sich vegetarisch ernähren oder auch Fleisch essen? Kommt es auf Kalorien an? Wie viel Sport ist erforderlich? Diese und viele andere Fragen konnte ich aufgrund meiner Erfahrung mit dem Blutgruppenkonzept weitgehend beantworten.

Erfolgsgeschichten

Viele meiner Patienten mit Allergien, Asthma und chronischer Erschöpfung wurden ihre Beschwerden los, einfach indem sie sich an die Ernährungsrichtlinien für ihre Blutgruppe hielten. Patienten, die Medikamente gegen Schilddrüsenunterfunktion einnahmen, konnten ihre Medikamentendosis reduzieren oder ganz auf Medikamente verzichten. Ähnliche Ergebnisse zeigten sich bei Patienten mit Bluthochdruck und hohen Cholesterinwerten. Menschen, die häufig unter Erkältungen, Grippe und Virusinfektionen litten, konnten ihr Immunsystem stärken. Chronischer Husten wurde ebenfalls völlig beseitigt. Refluxprobleme, einschließlich der gastroösophagealen Refluxkrankheit (GERD), die als Krebsvorstufe gilt, gingen zurück.

98 Prozent meiner Krebspatienten verlieren nicht ihre Haare, wenn sie mindestens zwei Wochen vor Beginn der Chemotherapie zu mir kommen. Dies ist auf eine Kombination aus Blutgruppendiät und dem von mir entwickelten Probiotikum »Intestinal Balance« zurückzuführen. Außerdem bleiben meine Patienten während einer konventionellen Krebstherapie kräftiger. Sie tolerieren die Chemotherapie besser und erholen sich schneller davon. Auch Nieren- und Leberkranke sprechen gut auf die Blutgruppendiät an, wenn sie strikt eingehalten wird.

Bei meinen jungen Patienten mit Lernstörungen wie Aufmerksamkeitsdefizitsyndrom (ADS) oder Hyperaktivität (Attention Deficit Hyperactivity Disorder – ADHD) sind positive und manchmal geradezu dramatische kognitive Veränderungen und Verhaltensänderungen zu beobachten. Die Kinder können sich in der Schule besser konzentrieren und zeigen seltener hyperaktives Verhalten.

Patienten mit Autoimmunerkrankungen wie Lupus, Multiple Sklerose und andere Muskelerkrankungen haben mehr Energie, und die Symptome schwächen sich ab.

Ich könnte noch viel mehr aufzählen, aber in diesem Buch geht es hauptsächlich um Gewichtsabnahme.

Sport

Bei jedem ernsthaften Schlankheitsprogramm ist Sport eine wichtige Komponente. Ohne Sport empfinden wir mehr Stress, altern schneller, neigen eher zu chronischen Erkrankungen und verlieren unseren gesunden Körper- und Hauttonus. Zum Blutgruppenansatz gehören daher auch bestimmte sportliche Übungen. Je höher der Anteil an tierischem Eiweiß in der Nahrung, desto mehr Sport sollte man treiben, um überschüssige Kalorien zu verbrennen. Für Blutgruppe 0 sind, im Vergleich zu den anderen Blutgruppen, am meisten sportliche Aktivitäten (sowohl aerober als auch anaerober Art) erforderlich. Die meisten unserer erfolgreichsten Athleten haben Blutgruppe 0. Generell sind Menschen mit Blutgruppe 0 weniger anfällig für Knochen- und Muskelverletzungen, solange sie sich ausgewogen ernähren und Nahrungsergänzungspräparate zu sich nehmen. Für Menschen mit Blutgruppe A sind sanftere Übungen wie Yoga, Tai Chi oder Dehnungsübungen geeignet. Einige aerobe Übungen wie schnelles Gehen oder Radfahren sollten jedoch in jedes Programm aufgenommen werden, wenn es um das Abnehmen geht. Umfang und Art der sportlichen Übungen richten sich aber nach Fitness und Gesundheitszustand des Einzelnen. Ich empfehle für ein ausgewogenes Fitnesstraining immer sowohl aerobe Übungen als auch Gewichtstraining. Dehnübungen und Yoga erhalten die Beweglichkeit der Muskeln und Gelenke. Um Haltung und Atmung zu verbessern, sind daneben Formen der Körperarbeit wie die Alexander-Technik zu empfehlen.

Enzyme zum Abnehmen

Ich bin der Meinung, dass Nahrungsergänzungsmittel zu jeder gesunden Kost gehören. Dabei gilt selbstverständlich: je ausgewogener die Ernährung, desto weniger Ergänzungspräparate sind erforderlich. Die unbedenklichsten Hilfsmittel, die ich zur Gewichtsabnahme einsetze, sind Verdauungsenzyme. Eine abgerundete Verdauungsenzymformel hilft nicht nur bei Verdauungsproblemen, sondern auch beim Abnehmen. Besonders wichtig ist Lipase, das Enzym, das dem Körper hilft, Fett aus der Nahrung und aus Körperdepots abzubauen.

Studien von Dr. David Galton an der Tufts University School of Medicine haben gezeigt, dass bei übergewichtigen Menschen ein Mangel an Lipase vorliegt.[8] Dieses Enzym war sowohl im Fettgewebe als auch in Fetttumoren (Lipomen) unzureichend vorhanden. Lipasemangel fördert Ablagerungen in den Arterien und Fetteinlagerung in Organen.

Lipase ist nur in rohen Nahrungsmitteln enthalten. Bereits bei Kochtemperaturen von knapp 50 Grad wird das Enzym wie viele andere Enzyme zerstört. Dabei kommt folgende Regel zum Tragen: Je höher die Verarbeitungsstufe eines Lebensmittels, desto weniger Enzyme enthält es und desto einfacher ist es, durch dieses Lebensmittel zuzunehmen. Auf Kalorienbasis sind rohe Nahrungsmittel nicht mit gekochten vergleichbar. Mit Rohkost zuzunehmen, ist beispielsweise ausgesprochen schwierig. Daneben können Bauchspeicheldrüse und Hypophyse (Hirnanhangdrüse) durch Überbeanspruchung erschöpft werden, wenn ausschließlich gekochte Nahrung verzehrt wird.

Eine Überlastung dieser Drüsen führt zu Trägheit; die Schilddrüse produziert weniger Hormone, was wiederum Gewichtszunahme fördert. Kinder, die zu viel essen, haben dreimal so viele Fettzellen wie Kinder, die zu wenig essen. Wenn beide Arten von Kindern dieselbe Menge Kalorien zu sich nehmen, nimmt das Kind mit mehr Fettzellen schneller zu.

Gute Essgewohnheiten bereits bei Kindern verhindern daher Übergewicht im späteren Leben. Reichlich rohes Gemüse und frisches Obst plus Ergänzungsmittel helfen übergewichtigen Kindern langfristig bei der Gewichtsabnahme.

Die Enzymproduktion des Körpers geht mit zunehmendem Alter deutlich zurück. Dies ist einer der Hauptgründe dafür, dass es älteren Menschen schwerer fällt abzunehmen. Viele ernsthafte Erkrankungen sind mit Enzymmangel in Verbindung gebracht worden, darunter Krebs, Diabetes, Herzkrankheiten, hoher Blutdruck, Lupus und Multiple Sklerose. Auch frühe Hautalterung kann auf Enzymmangel zurückgeführt werden.

Zum Thema Enzyme abschließend eine wichtige Anmerkung: Früher glaubte man, oral eingenommene Enzyme würden von der Magensäure zerstört werden. Messungen des Enzymspiegels bei Menschen, die Enzyme zuführen, haben jedoch eindeutig ergeben, dass oral eingenommene Enzyme tatsächlich absorbiert werden.[9]

Umstritten ist dagegen, ob die langfristige Einnahme von Enzymen zur Abhängigkeit führt. Einige Forscher haben die Hypothese aufgestellt, dass nicht benötigte Enzyme zum Aufbau eines Enzymreservoirs im Körper eingelagert werden.[10]

Durch Diskussionen mit Enzymexperten bin ich zu der Auffassung gelangt, dass Pflanzenenzyme die körpereigene Enzymproduktion nicht lahm legen, während Pankreasenzyme oder Enzyme tierischer Herkunft die Abhängigkeit von Pankreasenzymen fördern können. Ein wesentlicher Vorteil der

Vorteile der Einnahme von Pflanzenenzymen*

Bessere Aufnahme von Vitaminen und Mineralien
Besserer Abbau von Fett zur Gewichtsabnahme
Ausgleich von Blutzuckerschwankungen
Abbau von Cholesterin und Triglyceriden im Blut
Verbesserte Verdauung
Beseitigung von Darmgasen und Blähungen
Verlangsamte Alterung, einschließlich Hautalterung
Wiederaufbau geschädigter Gewebe
Rückgang von Entzündungen im Körper
Zerstörung von Viren und Bakterien
Verminderter Aufbau von Milchsäure in Muskeln durch Überanstrengung
Günstiger Einfluss auf neurologische Störungen wie Schizophrenie, Depression und Zwangsstörungen
Rückgang von Harnwegsinfektionen
Entgiftung des Körpers
Anregung des Immunsystems
Verlangsamtes Ergrauen der Haare
Verbesserte Durchblutung
Verminderte Wassereinlagerung

* Menschen mit Geschwüren sollten vor der Einnahme von Enzymen ihren Arzt oder Heilpraktiker konsultieren.

regelmäßigen Enzymeinnahme besteht jedenfalls darin, dass die Aufnahme von Vitaminen und Mineralien aus der Nahrung verbessert wird. Ein ausgewogener Enzymhaushalt liefert auch mehr Energie und fördert das allgemeine Wohlbefinden (weitere Vorteile sind der oben stehenden Tabelle zu entnehmen).

Der Einstieg

Wenn Sie mit einem neuen Ernährungsprogramm beginnen, sollten Sie bedenken, dass der anfängliche Schwung Schwankungen unterliegt. Es ist außerdem schier unmöglich, ständig alle Regeln zu beachten. Gesellige Zusammenkünfte, Reisen und Verfügbarkeit von Lebensmitteln sind beispielsweise wichtige Faktoren. Lassen Sie sich jedoch nicht entmutigen. Dauerhafte Verhaltungsänderungen treten manchmal erst nach drei Monaten ein. Die Motivation kann nachlassen, und manchen Menschen hilft es dann sehr, mit einem Ernährungsberater oder Heilpraktiker zu arbeiten. Dies gilt auch für den Sport. Aus meiner eigenen Erfahrung kann ich sagen, dass ich mit einem Trainer bessere Ergebnisse erzielt habe als allein. Die meisten von uns strengen sich mehr an, wenn jemand zusieht.

Für den Anfang empfehle ich zunächst, auf Weizen und Mais, dann auf weißen Zucker, künstliche Süßstoffe und kohlensäurehaltiges Mineralwasser zu verzichten. Wissenschaftliche Untersuchungen haben gezeigt, dass sich Weizen ungünstig auf den Blutzuckerspiegel auswirkt.[11] Mais und Maismehlprodukte folgen an nächster Stelle.

Was ist so schlecht an Weizen?

Weizen erschwert, wie Zucker, eine Gewichtsabnahme. Der Grund dafür ist, dass sowohl Vollkornweizen als auch weißes Mehl verhindern, dass überschüssiger Blutzucker durch das Hormon Insulin abgebaut wird. Weil das Insulin nicht optimal arbeitet, werden die Weizenkalorien leichter als Fett gespeichert. Bei Menschen mit Blutgruppe A ist Weizen im Allgemeinen weniger ungünstig, wer aber abnehmen will, sollte Weizen ganz meiden.

Beim Weißmehl bestehen zusätzliche Nachteile darin, dass durch den Verarbeitungsprozess nützliche Nährstoffe zerstört worden sind und Brot oder Teigwaren zu den Säurelieferanten zählen. Gerade Letzteres ist problematisch vor dem Hintergrund, dass die meisten Erkrankungen beginnen, wenn der pH-Wert des Blutes, Urins und Speichels in den sauren Bereich absinkt.

Die folgende Liste enthält weizenhaltige Produkte. Lesen Sie aber beim Einkauf auf jeden Fall die Zutatenangaben auf den Verpackungen sorgfältig durch.

Weißbrot	Pfannkuchen
Vollkornweizenbrot	Pfannkuchenmischungen
Mischbrot	Waffeln
Brötchen	Chinesische Nudeln (außer Reisnudeln)
Muffins	Croutons
Teigwaren	Croissants
Pizzateig	Frühstücksflocken
Pitabrot	Würzzutaten
Süße Teilchen	Tiefkühlteig
Kekse	Tortenböden
Kuchen/Torten	Tortillachips
Blätterteig	Hamburgerbrötchen
Fertigsoßen	Bulgur/Couscous

Das Problem mit dem Zucker

Der Zuckerverbrauch ist in den Vereinigten Staaten seit 1983 um 30 Prozent gestiegen. Der Durchschnittsamerikaner konsumiert pro Jahr mehr als 75 Kilo Zucker in Form von Sukrose, Dextrose, Glukose und fruktosereichem Maissirup. Das bedeutet: mehr als 20 Teelöffel Zucker pro Tag.[12] (In Deutschland liegt der Zuckerverbrauch zwischen 30 und 35 Kilo pro Kopf und Jahr.) Der größte Teil des Zuckers versteckt sich in alkoholfreien Getränken. Weitere wichtige Quellen sind Fertiglebensmittel und Backwaren, daneben der offenkundige Zuckerkonsum am Tisch. Kinder verbrauchen gar zweieinhalb- bis dreimal mehr Zucker als Erwachsene. Dieser überschüssige Zucker summiert sich im Laufe der Zeit, führt zu Fehlernährung, Übergewicht und einem erhöhten Krebs- und Diabetesrisiko in späteren Lebensjahren. Zucker ist außerdem ein wichtiges Nahrungsallergen, er unterdrückt Immunreaktionen, liefert aber auch keinerlei Enzyme.

Zu viel Zucker regt die Insulinproduktion der Bauchspeicheldrüse an. Die Aufgabe des Hormons Insulin besteht darin, überschüssigen Zucker aus dem Blut zu entfernen und ihn als Energielieferant zu den Muskeln zu transportieren; der überschüssige Rest wird in Form von Fett gespeichert. Ständig erhöhte Insulinspiegel steigern daher die Produktion von Cholesterin, was im Laufe der Zeit wiederum zu Herzerkrankungen und Diabetes führen kann. Auch Krebs wurde mit hohen Insulinspiegeln in Verbindung gebracht, weil bestimmte hormonähnliche Stoffe, die Eicosanoide, die während der Insulinerhöhung ausgeschüttet werden, die Immunsuppression anregen und die Ausbreitung von Krebszellen fördern.[13] Zucker ernährt gewissermaßen Tumoren.

Ein guter Ersatz für raffinierten Zucker ist Sucanat, der erste Extrakt aus Zuckerrohrsaft. Fruktose (Fruchtzucker, der weißem Zucker ähnelt) ist deutlich süßer als Tafelzucker. Achten Sie darauf, dass die Fruktose aus Früchten, nicht aus Mais stammt. Sie wird langsamer verdaut als normaler Zucker und eignet sich daher besser für Menschen mit Blutzuckerproblemen.

Stevia als Alternative

Ich rate von künstlichen Süßstoffen ab, empfehle aber eine Pflanze namens *Stevia,* einen in Brasilien und Paraguay heimischen Strauch. Steviaextrakt ist 100- bis 300-mal süßer als weißer Zucker.[14] Steviosid, eine Kombination aus Glukose, Sophorose und Steviol, ist das wichtigste komplexe Molekül, das für die Süßkraft dieser kleinen Pflanze verantwortlich ist.

Stevia beeinflusst den Blutzuckerstoffwechsel nicht. Einige Studien haben gezeigt, dass Stevia bei gesunden Menschen gar den Plasmaglukosespiegel senkt. Auch Diabetiker können diesen natürlichen Süßstoff ohne Angst vor Nebenwirkungen verwenden. Stevia verhindert auch die Bildung von Zahnbelag und damit von Karies.

Stevia wird in Zahncremes und Mundwässern eingesetzt. Da es beim Erhitzen nicht zerfällt, eignet es sich hervorragend als Süßungsmittel beim Kochen und Backen. Ab Seite 174 finden Sie Rezepte für Desserts, die Stevia enthalten.

Stevia ist als Pulver, Flüssigkeit oder in Form von getrockneten Blättern in Naturkostläden erhältlich.*

Japanischer Grüntee als Hilfe beim Abnehmen

Im Rahmen meines Abnehmprogramms empfehle ich täglich mindestens zwei Tassen japanischen Grüntee, auch Sencha-Tee (Camellia sinensis) genannt. Andere Sorten von grünem Tee, wie beispielsweise chinesischer oder indischer, sind zurzeit noch nicht ausreichend erforscht. Wissenschaftliche Untersuchungen belegen, dass Grüntee das Wachstum überschüssiger Fettzellen hemmt. Ich rate dazu, Grüntee zwanzig bis dreißig

---

* Stevia ist innerhalb der EU nicht als Süßungsmittel zugelassen, wird aber in manchen Naturkostläden in anderen Warenkategorien (zum Beispiel als Tee) angeboten.

Die Vorteile von japanischem Grüntee

Unterstützt das Abnehmen dadurch, dass er das Fettzellwachstum hemmt

Hilft, den Blutdruck zu regulieren

Stärkt das Immunsystem durch Unterstützung von T-Helferzellen und Fresszellen

Sorgt für regelmäßigen Stuhlgang

Hat eine mild anregende Wirkung

Reduziert Bakterien im Mund und wirkt dadurch gegen Mundgeruch und Karies

Senkt den Cholesterinspiegel durch Abbau von Fett

Zerstört Viren, darunter so virulente wie Herpes, HIV und Polio

Verhindert die Schädigung gesunden Gewebes durch Freie Radikale

Verhindert die Plättchenagglutination und verringert so das Schlaganfallrisiko

Verhindert die Mutation normaler Zellen und das Entstehen von Krebszellen

Verhindert Wachstum und Ausbreitung vorhandener Tumoren

Minuten vor den Mahlzeiten zu trinken, um Hungergefühl und Appetit etwas zu zügeln. Grüntee kann auch zwischen den Mahlzeiten genossen werden.

Wenn Sie kein Teetrinker sind und auch keiner werden wollen, sind Grünteekapseln eine gute Alternative. Achten Sie darauf, Produkte mit Flüssigkeitsextrakt oder mit löslichem Pulver zu kaufen. Je höher der Anteil an Polyphenolen im Grüntee, an den natürlichen bioaktiven Pflanzenstoffen, desto wirksamer ist er als Abnehmhilfe und zur Gesundheitsförderung.

Grüntee enthält eine kleine Menge Koffein und wirkt daher anregend, je nachdem, wie lange er zieht. Wenn Sie Koffein nicht vertragen, lassen Sie ihn nur drei Minuten ziehen. Neuere Untersuchungen deuten darauf hin, dass koffeinhaltiger Grüntee vorteilhafter ist als die koffeinfreien oder entkoffeinierten Varianten. Zum Vergleich: Eine Tasse Kaffee (aus der Kaffeemaschine) liefert so viel Koffein wie sieben oder acht Tassen normaler Grüntee. Bei der Zubereitung von Grüntee heißes, aber nicht kochendes Wasser aufgießen, um die Antioxidanzien des Tees zu erhalten. Diese natürlichen Radikalenfänger sollen sogar wirksamer sein als eingenommenes Vitamin C und E.

Grüntee wurde auch für die Krebsvorbeugung und -bekämpfung entdeckt. Einigen Studien zufolge, die vom amerikanischen Institut für Krebsforschung unterstützt werden, bringen zehn Tassen japanischer Grüntee pro Tag Tumoren jeder Art deutlich zum Schrumpfen.[15]

Fasten

Richtiges Fasten verbessert Energie, Gesundheit und Abwehrkräfte und fördert den Stoffwechsel. Deshalb empfehle ich gesunden Menschen, gelegentlich einen Fastentag mit frischen Obst- oder Gemüsesäften einzulegen. Bereits ein Saftfastentag pro Woche kann einen Gewichtsstillstand durchbrechen, weil der Stoffwechsel angekurbelt wird. Menschen mit schwerer Hypoglykämie, das heißt mit krankhaft vermindertem Blutzuckerspiegel, sollten jedoch nur mit professioneller Überwachung fasten.

Hier ein Beispiel für einen Saftfastentag:

- Frühstück: Ananas-Aufweckdrink
  Frisch entsaftete Ananas (keine Konserve)

- Energiespender am Vormittag
  Wassermelone im Mixer zerkleinern oder in den Entsafter
  geben

- Mittagessen: Traum in Orange
  Saft aus:
  1 großen Möhre
  2 Stangen Staudensellerie
  2 Brokkolistielen
  1 kleinen Gurke

- Rosa Überraschung am Nachmittag
  Saft aus:
  2 Granny-Smith-Äpfeln
  1 mittleren roten Bete
  einem kl. Stück (ca. 0,5 cm) Ingwer

- Abendessen: Stoffwechsel-Rakete
  Saft aus:
  1 großen Möhre
  ½ Bund Petersilie
  1 kleinen Gurke
  2 Brokkolistielen

Eine Alternative bei Hypoglykämie ist ein eintägiges Protein-
fasten. Ein Produkt, mit dem ich sehr gute Erfahrungen ge-
macht habe, ist Ultra-Clear Plus, ein Entgiftungspulver auf
Reisbasis, das sich auch zum Abnehmen eignet. Auch mit
Ultra-GlycemX, einem Produkt auf Sojabasis, konnte ich gute
Resultate erzielen. Ich empfehle gewöhnlich bis zu fünf Mix-

getränke mit Wasser und zerstoßenem Eis pro Tag. Die Mixgetränke werden im Abstand von drei Stunden getrunken, um hypoglykämische Attacken zu vermeiden. Zu Ultra-Clear Plus gibt es auch einen Entgiftungsplan für Menschen, die ihren Körper von Umweltgiften oder nach einer Chemotherapie entschlacken wollen.

Erfolgsgeschichten

In meiner zehnjährigen Praxis hatte ich mit vielen verschiedenen Erkrankungen zu tun, die sehr gut auf das Blutgruppenprogramm ansprachen. Erstaunliche Ergebnisse gab es auch bei Patienten, die nach dem Abnehmen ihr neues Gewicht sieben Jahre oder länger halten konnten.

In diesem Kapitel möchte ich Ihnen einige wahre Geschichten vorstellen, die von geradezu unglaublichen Erfolgen berichten. Alle im Folgenden beschriebenen Patienten orientierten sich an den vorher dargelegten Trennkostregeln nach der Blutgruppendiät.

Sonias Geschichte

Blutgruppe A, weiblich, 42

Sonia kam ursprünglich wegen des Abnehmens zu mir. Sie hatte außerdem ein Problem mit ihrer Fruchtbarkeit, das heißt, sie konnte nicht schwanger werden. Ein weiterer Hinweis auf eine Störung des Hormonhaushalts waren zwei Eierstockzysten.

Sonia ernährte sich schlecht. Sie aß viel rotes Fleisch und viel Zucker. Ich empfahl ihr die vegetarische Ernährung für Blutgruppe A und entwarf einen Speiseplan mit entsprechenden, individuell auf Sonias Bedürfnisse abgestimmten Nahrungsergänzungsmitteln. Zur Behandlung ihrer Eierstockzysten verordnete ich wilde Yamswurzel und Dong Quai mit Gelée Royale zum Progesteronausgleich, Vitamin E und ein probiotisches Nahrungsergänzungsmittel (Acidophilus und Bifidus). Das Probiotikum sollte eventuell bestehende Infektionen im Bereich des Uterus und der Eierstöcke beseitigen. Es enthält ein natürliches Antibiotikum, das von dem DDS-1-Strang Lactobacillus acidophilus produziert wird. Gegen weitere Zystenbildung und zur Rückbildung vorhandener Zysten riet ich zu Magnesiumcitrat und Leinöl (in flüssiger Form). Zur Unterstützung der Gewichtsabnahme und der Nährstoffaufnahme (Vitamine und Mineralien) aus der Nahrung schlug ich die von mir entwickelte Enzymformel Enzymes 2000 vor.

Während der gesamten Dauer, die Sonia mich konsultierte, wurde sie parallel von ihrem Arzt, einem Spezialisten für Unfruchtbarkeit, überwacht. Sie nahm innerhalb von sechs Wochen etwa fünf Kilo ab, worüber sie sich sehr freute. Eine Ultraschalluntersuchung in dieser Zeit zeigte, dass die Eierstockzysten völlig verschwunden waren. Sonias Menstruationszyklus fand zu einem normalen Rhythmus von 28 Tagen zurück – eine Grundvoraussetzung für die erhoffte Schwangerschaft.

Lisas Geschichte

Blutgruppe 0, weiblich, 49

Lisa nahm erheblich zu, nachdem ihr Arzt wegen einer ernsten Lungenerkrankung Prednison verschrieben hatte. Lisa litt außerdem an Borreliose und kam in die Wechseljahre. Ihr Gewicht lag mindestens 15 Kilo über ihrem Idealgewicht.

Ich entwarf für Lisa ein Ernährungsprogramm auf der Basis ihrer Blutgruppe 0 und riet ihr, auf Weizen und Milchprodukte völlig zu verzichten. Lisa lernte, welche Produkte sie stattdessen verwenden konnte, und fing an, auch die Mahlzeiten für ihre Familie entsprechend umzustellen, das heißt, sie ersetzte Milch- durch Sojaprodukte und normale Teigwaren durch Reisnudeln.

Bis heute hat Lisa 13 Kilo abgenommen und ist hoch motiviert, auch die restlichen zwei Kilo loszuwerden. Lisa schreibt dazu:

Was mir sofort auffiel, war die erstaunliche Energie, die ich hatte, nachdem ich auf Weizen und Milchprodukte verzichtete. Ich kann mich nicht erinnern, wann ich mich je besser gefühlt habe. Dann begannen die Pfunden zu purzeln. Ich habe schon viele Diäten ausprobiert, aber keine lange genug durchgehalten. Oder ich erreichte mein Wunschgewicht, nur um festzustellen, dass die Pfunde sich langsam, aber sicher wieder ansammelten. Die neuen Lebensmittel schmecken so gut, dass ich für meine Familie keine Extramahlzeiten kochen muss. Wir essen nun alle ausgewogene, gesunde Kost. Dinas Ernährungsprogramm ist wirklich keine Diät im herkömmlichen Sinne. Es ist eine Ernährungsweise, die man unbegrenzt beibehalten kann, ohne das Gefühl zu haben, dass einem etwas fehlt. Ich fühle mich nie hungrig oder übersättigt. Die andere wunderbare Entdeckung, die ich gemacht habe, war, dass ich gesund blieb, während die Menschen um mich herum Erkältungen bekamen. Meine neue Ernährung hat auch mein Abwehrsystem gestärkt.

Paulas Geschichte

Blutgruppe AB, weiblich, 40

Paula wog 102 Kilo, hatte hohen Blutdruck und litt häufig unter Migräne, als sie mich aufsuchte. Sie befolgte das Trennkostprogramm für Blutgruppe AB und nahm in der ersten Woche sofort drei Kilo ab. In der zweiten Woche nahm sie 2,5 Kilo ab, gleichzeitig wurde ihr Energieniveau deutlich höher. Da sie Weizen und Mais ganz strich, ließen ihre Kopfschmerzen nach, und nach einer Weile bekam sie gar keine Migräneattacken mehr. Es machte Paula nichts aus, auf Weizen zu verzichten, weil sie zwei- bis dreimal pro Woche zu einer Proteinmahlzeit Wein trinken und sogar dreimal pro Woche zwei Kästchen Schokolade essen durfte!

Bei unserer letzten Begegnung wog sie 79 Kilo, und sie nimmt weiterhin langsam, aber stetig ab. Sie sieht gut aus, und obwohl ihr Blutdruck nicht deutlich niedriger wurde, haben sich viele andere Dinge zum Positiven verändert: keine Blähungen mehr, keine Migräne. Außerdem hat sie jetzt viel mehr Energie. Paulas Erfahrung nach ist das Programm sehr einfach zu befolgen, und sie hat nie das Gefühl, dass ihr etwas fehlt, weil sie (außer Weizen) fast alles essen kann – nur eben nicht gleichzeitig.

Sharons Geschichte

Blutgruppe B, weiblich, 28

Sharon war schon als Kind übergewichtig und soweit sie sich erinnern konnte ständig auf der Suche nach einer Wunderdiät, die sie schlank machen würde. Mit dreizehn besuchte sie eine Freizeit der Weight Watchers. Sie nahm in jenem Sommer zehn Kilo ab, die sie aber (plus zehn zusätzlichen Pfunden) nach zwei Monaten wieder auf die Waage brachte. Als Nächstes versuchte sie es mit Diätdrinks und nahm damit etwa 2,5 Kilo ab, aber die Pfunde kamen immer wieder, sogar noch ein paar mehr als vorher. Auch die Grapefruit-Diät und andere merkwürdige Diäten funktionierten nicht. So kehrte sie wieder zu den Weight Watchers zurück und nahm einige Monate lang an ihren Treffen teil. Sie nahm in dieser Zeit zwar ab, war aber ständig hungrig und verlor deshalb die Motivation. Nachdem sie den Weight Watchers den Rücken gekehrt hatte, stieg ihr Gewicht auf über 90 Kilo. Für eine Hochzeitsfeier wollte sie unbedingt abnehmen und probierte es mit der beliebten Viel-Eiweiß-wenig-Kohlenhydrate-Diät. Sie verlor zehn Kilo, aber mehr war nicht möglich.

Vor etwa zwei Jahren und viele Kilo schwerer kam Sharon schließlich zu mir. Ich verordnete ihr die Trennkostdiät für Blutgruppe B. Nach einem Monat wog Sharon fünf Kilo weniger und fühlte sich fitter. Während der folgenden viereinhalb Monate nahm sie 20 Kilo ab und begann, Sport zu treiben. Wenn sie ein- oder zweimal im Monat »mogelte«, indem sie Schokolade oder Eis aß, nahm sie zu ihrem Erstaunen nur ein halbes bis ein Kilo zu, nicht drei bis fünf Kilo wie früher.

Sharon hält ihr derzeitiges Gewicht seit zwei Jahren, was ihr relativ leicht fällt, weil sie isst, was sie will, und so viel sie will. Sie macht sich keine Gedanken über Kalorien oder Portionsgrößen. Am wichtigsten ist aber, dass sie lernt, mit sich selbst zufrieden zu sein. Sharon schreibt dazu:

Seit ich in Dinas Sprechstunde war und meine Ernährung umgestellt habe, habe ich dramatische positive Veränderungen an meiner Persönlichkeit festgestellt. Ich bin nicht mehr so aggressiv und schlecht gelaunt wie früher. Ich lächle viel mehr. Durch diese ganze Erfahrung habe ich wirklich sehr viel gelernt. Dass dieser Ansatz bei mir so gut funktioniert, liegt wohl hauptsächlich daran, dass ich für mich abnehme. Außerdem muss ich nicht viel über die Essensplanung nachdenken. Der einzige Rat, den ich geben kann, ist, dass man mit der richtigen Einstellung abnehmen und der ganzen Sache genug Zeit lassen sollte, damit sie funktionieren kann.

Das Abnehmprogramm im Detail

Die Mahlzeiten in diesem Kapitel basieren auf den Prinzipien der Trennkost und der Blutgruppentheorie und sollen Ihnen helfen, das Programm einzuhalten. Die Lebensmittelkombinationstabellen für die einzelnen Blutgruppen zeigen Ihnen, wie Sie diese Lebensmittel zusammenstellen sollen.

Die Lebensmittellisten orientieren sich nach der Häufigkeit, mit der die einzelnen Lebensmittel auf den Speiseplan kommen sollen:

- Lebensmittel für den *häufigen* Verzehr können so oft gegessen werden, wie man den Wunsch danach verspürt.
- Lebensmittel für den *gelegentlichen* Verzehr sollten nicht öfter als ein- oder zweimal pro Woche eingeplant werden.
- Lebensmittel für den *seltenen Verzehr* dürfen nicht öfter als einmal im Vierteljahr gegessen werden.

Je nachdem, wie viel Sie abnehmen möchten, können Sie sich drei Monate oder länger an die Ernährungsvorschriften halten. Die meisten verlieren pro Woche 0,5 bis 1,5 Kilo.

Ob Sie nur 1,5 Kilo oder insgesamt 60 Kilo abnehmen müssen, Sie können von diesem Programm auf jeden Fall profitieren. Die Menübeispiele zur Gewichtsreduktion gelten je für eine Woche. *Für die Gerichte, die mit einem Stern (*) markiert sind, finden Sie die Rezepte über das Rezeptregister (Seite 187ff.).*

Die Menüvorschläge zur Gewichtserhaltung, die auf die Abnehmmenüs folgen, sollen Ihnen helfen, das neue Gewicht auch zu stabilisieren. Dazu ist es nicht mehr erforderlich, zum

Frühstück nur frisches Obst zu essen. Jetzt sind auch weizen-freie Stärken erlaubt; gelegentlich können auch Protein und Stärke bei einer Mahlzeit kombiniert werden. Wenn Sie Koh-lenhydrate nicht vertragen und die Aufnahme von Kohlenhy-draten einschränken möchten, empfehle ich eine einzige stär-kehaltige Mahlzeit pro Tag. Das Frühstück, Snacks am Nach-mittag und das Abendessen eignen sich meist am besten für stärkehaltige Speisen. Komplexe Kohlenhydrate beim Mittag-essen machen häufig schläfrig und antriebslos.

Leider lassen viele das Frühstück ausfallen. Ich empfehle je-doch dringend, wenigstens etwas Obst zu frühstücken. Im Winter eignet sich warmes Obst (z. B. gebackene oder pochier-te Äpfel oder Birnen), da es mehr sättigt als rohe Früchte. Den Tag mit einer Mahlzeit zu beginnen, bringt den Stoffwechsel in Schwung. Wenn Sie gern ausgiebig frühstücken und mit Obst allein nicht satt oder davon noch hungriger werden, sind weizenfreie Vollkornprodukte, zusammen mit etwas Protein, eine Alternative. Nussbutter, Käse (aus Milch oder milchfrei) und Eier können mit weizenfreiem Brot oder Frühstücksflo-cken kombiniert werden.

Zur Unterstützung der Diät empfehle ich meist nur eine Kohlenhydratmahlzeit und einen kohlenhydrathaltigen Snack pro Tag. Wenn Sie beispielsweise eine Scheibe Toast zum Früh-stück essen, meiden Sie mittags und abends Kohlenhydrate, können sich jedoch eine stärkehaltige Zwischenmahlzeit am Nachmittag genehmigen. Manche von Ihnen ziehen vielleicht ohnehin ein proteinhaltiges Frühstück vor. Für Menschen mit Nierenproblemen ist dies allerdings nicht günstig.

Als Abendessen eignen sich am besten proteinhaltige Ge-richte (zum Beispiel: Fleisch, Geflügel oder Fisch) mit Gemüse und Salat. Die Gemüse können mit Öl und Knoblauch leicht angebraten werden. Die Portionsgröße für das Abendessen liegt bei etwa 170 g gekochtes Protein. Ein- oder zweimal pro Woche kann das Abendessen aus kohlenhydrathaltigen Lebensmitteln wie etwa braunem Reis mit pfannengerührtem Gemüse und Tofu oder Hülsenfrüchten bestehen.

Nach einigen Wochen wird es Ihnen ganz selbstverständlich erscheinen, welche Nahrungsmittel kombiniert werden dürfen und mit Ihrer Blutgruppe verträglich sind, und die Essensplanung wird Ihnen ganz leicht von der Hand gehen. Die Menübeispiele am Ende dieses Kapitels helfen diesen Prozess etwas zu beschleunigen.

Snacks

Wer Diät hält, sollte zwischen Frühstück und Mittagessen keine Zwischenmahlzeit zu sich nehmen, es sei denn, der Blutzuckerspiegel ist aus dem Gleichgewicht. Auch nach dem Abendessen sollten Sie sich keinen Snack mehr gönnen, wenn Sie abzunehmen versuchen. Die beste Zeit für eine kleine Zwischenmahlzeit ist der Nachmittag, frühestens zwei Stunden nach dem Mittagessen und spätestens ein oder zwei Stunden vor dem Abendessen. Als Zwischenmahlzeit eignen sich:

- Frisches Obst
- Rohe Gemüse mit zulässigem Dip
- Reiskräcker (nicht Reiskuchen)
- Dinkelbrezeln (ungesalzen)
- Weizenfreier Toast mit Nussbutter
- Eine kleine Hand voll Nüsse
- Bio-Joghurt (wenn Milchprodukte gegessen werden dürfen)
- Suppe (Gemüse- oder Fleischbrühe)

- Trockenfrüchte (z. B. Pflaumen oder Aprikosen)
- Dunkle Schokolade (wenig, z. B. zwei Stückchen)
- Weizenfreie Kekse (gelegentlich, z. B. ein- oder zweimal pro Woche)
- Bratapfel oder -birne (ohne zusätzlichen Zucker)

Lebensmittellisten und Menüs für die einzelnen Blutgruppen

Blutgruppe 0

Fleisch und Eier*

Häufig	Gelegentlich	Selten
Kalb	Eier	Gans
Lamm	Ente	Schwein u. Schweine-fleischprodukte
Leber	Fasan	
Rind	Hase	
Wild	Huhn	
	Pute	
	Wachtel	

Fisch und Schalentiere

Häufig	Gelegentlich	Selten
Barsch	Aal	Eingelegter Hering
Hecht	Austern	Katzenwels
Heilbutt	Flunder	Kaviar
Hering	Flusskrebs	Lachskonserve

* Wann immer möglich, Fleisch und Eier aus biologischer Tierhaltung

Wie man die eigene Blutgruppe herausfindet

Wenn Sie Ihre Blutgruppe nicht kennen, gibt es viele Möglichkeiten, sie in Erfahrung zu bringen. Die einfachste besteht darin, (kostenlos) Blut zu spenden. Sie können auch Ihren Arzt bitten, Ihre Blutgruppe bestimmen zu lassen, wenn gerade andere Blutuntersuchungen anstehen. Wenn Sie sich einer größeren Operation unterziehen mussten, ist in Ihren Krankenunterlagen ohnehin auch die Blutgruppe verzeichnet. Daneben gibt es Sets, mit denen man die Blutgruppe selbst bestimmen kann. Außerdem wird die Blutgruppe normalerweise im Mutterpass eingetragen.

Häufig	Gelegentlich	Selten
Kabeljau	Froschschenkel	Ohrmuscheln
Lachs	Garnelen	Tintenfisch
Makrele	Goldbrasse	
Red Snapper	Haifisch	
Regenbogenforelle	Hummer	
Renke	Kalmar	
Rotzunge	Kammmuscheln	
Sardinen	Miesmuscheln	
Schwertfisch	Sardellen	
	Schellfisch	
	Schildkröte	
	Schnecken	
	Seebarsch	
	Seeteufel	
	Stint	
	Thunfisch	
	Venusmuscheln	
	Zackenbarsch	

Milch- und Sojaprodukte*

Häufig	Gelegentlich	Selten
	Butter	Blauschimmelkäse
	Mozzarella	Brie
	Schafskäse (Feta)	Buttermilchkäse
	Sojakäse	Camembert
	Sojamilch	Cheddar
	Ziegenkäse	Edamer
		Eis
		Emmentaler
		Frischkäse
		Gouda
		Gruyère
		Hüttenkäse
		Joghurt
		Kasein
		Kefir
		Kuhmilch
		Molke
		Münsterkäse
		Parmesan
		Provolone
		Ricotta
		Romano
		Schweizer Käse
		Ziegenmilch

* Wann immer möglich, aus biologischer Rohmilch hergestellten Käse verwenden. Die darin vorhandenen Enzyme unterstützen den Stoffwechsel und beeinträchtigen Schleimhäute und Nebenhöhlen am wenigsten.

Fette und Öle

Häufig	Gelegentlich	Selten
Leinöl*	Lebertranöl	Avocado
Olivenöl (extra vergine)	Rapsöl	Distelöl
Traubenkernöl	Sesamöl	Erdnussöl
	Sojaöl	Maisöl
	Sonnenblumenöl	Margarine (alle Sorten)
	Walnussöl	

Nüsse und Samen

Häufig	Gelegentlich	Selten
Kürbiskerne (roh)	Haselnüsse	Cashewbutter
Walnüsse	Macadamianüsse	Cashewnüsse
	Mandelbutter (roh)	Erdnussbutter (Bio-Qualität)
	Mandeln (roh)	Erdnüsse (Bio-Qualität)
	Pekannüsse	Mohn
	Pinienkerne	Paranüsse
	Sesam (roh)	Pistazien
	Sesambutter (roh)	
	Sojabohnen (ungesalzen)	
	Sonnenblumenkerne (roh)	

Hülsenfrüchte

Häufig	Gelegentlich	Selten
Adzukibohnen	Cannellinibohnen	Kidneybohnen
Augenbohnen	Dicke Bohnen	Linsen

* Dieses Öl nicht zum Kochen verwenden

Häufig	Gelegentlich	Selten
Pintobohnen	Kichererbsen	
	Limabohnen	
	Puffbohnen	
	Rote Sojabohnen	
	Schwarze Bohnen	
	Tempeh	
	Tofu	

Getreide

Häufig	Gelegentlich	Selten
Essener Brot	Amaranth	Bulgur
Mannabrot (Fladenbrot aus gekeimtem Weizen)	Buchweizen	Cornflakes
	Dinkelprodukte	Grießprodukte
	Gerste	Maisprodukte
	Haferflocken	Vollkornweizenmehl
	Haferkleie	Weißmehl
	Hirse	Weizenkleieprodukte
	Kasha (Buchweizenschrot)	Weizenschrot
	Reine Roggenkräcker	
	Reines Roggenbrot	
	Reiskleie	
	Reiskräcker	
	Weizenfreies Brot	
	Weizenfreie Vollkornbrötchen*	

* Für Hypoglykämiker und Diabetiker ist Essener Brot unter Umständen besser geeignet, auch im Hinblick auf eine Gewichtsabnahme.

Kohlenhydratreiche Gemüse

Häufig	Gelegentlich	Selten
Artischocken	Kastanien	Avocados
Pastinaken	Rote Bete	Mais
Kürbis	Rutabaga (schwed. Kohlrübe)	Kartoffeln
Süßkartoffeln	Spaghetti-Kürbis	
	Squash (Ufokürbis) ›Butternut‹ oder ›Acorn‹	
	Yams	

Kohlenhydratarme Gemüse

Häufig	Gelegentlich	Selten
Brokkoli	Brunnenkresse	Alfalfasprossen
Cima di Rapa (Stengelkohl)	Dill	Aubergine
Grünkohl	Fenchel	Blumenkohl
Knoblauch	Gurke	Oliven (schwarz)
Kohlrabi	Ingwer	Rosenkohl
Krause Endivie	Japanrettich	Shiitake-Pilze
Lauch	Kopfsalat, Eisbergsalat	Weiße Champignons
Löwenzahnblätter	Koriandergrün	
Mairübe	Oliven (grün)	
Mangold	Paprika (grün, gelb)	
Meerrettich	Radicchio	
Okra	Radieschen	
Paprika (rot)	Rucola	
Pastinaken	Rutabaga (schwed. Kohlrübe)	
Petersilie	Schalotten	

Häufig	Gelegentlich	Selten
Romana-Salat	Sellerie	
Seetang	Spargel	
Spinat	Sprossen (Mungbohne, Rettich)	
Zwiebeln	Steinchampignons (Egerlinge)	
	Tomaten	
	Wasserkastanie	
	Zucchini	
	Zuckererbsen	

Frisches Obst und Obstsäfte*

Häufig	Gelegentlich	Selten
Ananas	Äpfel (frisch oder getrocknet)	Apfelsaft und Cidre
Feigen	Aprikosen (frisch oder ungeschwefelte Trockenware)	Bananen
Kirschsaft	Birnen (frisch oder getrocknet)	Brombeeren
Pflaumen	Blaubeeren	Erdbeeren
Pflaumensaft	Datteln	Honigmelone
Trockenpflaumen	Dattelpflaumen (Persimone)	Netzmelone
	Granatapfel	Mandarinen
	Grapefruit	Orangensaft
	Guaven	Rhabarber

* Säfte sind zum Abnehmen im Allgemeinen nicht geeignet, es sei denn, sie sind frisch gepresst. Generell gilt: nur frische Früchte aus biologischem Anbau und ungesüßte Säfte verwenden.

Häufig	Gelegentlich	Selten
	Himbeeren	
	Kirschen	
	Kiwis	
	Kumquat	
	Limonen	
	Mangos (frisch oder getrocknet)	
	Nektarinen	
	Papayas	
	Pfirsiche (frisch oder getrocknet)	
	Preiselbeeren	
	Rosinen	
	Sternfrucht	
	Wassermelone	
	Zitronen	

Getränke

Häufig	Gelegentlich	Selten
Bockshornkleetee	Baldriantee	Alfalfatee
Rotulmentee	Bier*	Aloe-vera-Tee
Grüntee	Dong-Quai-Tee (chin. Engelwurz)	Echinacea-Tee
Hagebuttentee	Eisenkrauttee	Erdbeerblättertee
Ingwertee	Ginsengtee	Johanniskrauttee
Lindenblütentee	Himbeerblättertee	Kaffee (alle Sorten)
Löwenzahntee	Holunderblütentee	Klettentee
Petersilientee	Kamillentee	Krause-Ampfer-Tee
Pfefferminztee	Süßholztee	Mineralwasser (alle Sorten)

* Wenn Sie keinen Alkohol trinken, missverstehen Sie diese Empfehlung bitte nicht als Aufforderung zum Alkoholtrinken.

Häufig	Gelegentlich	Selten
Stilles Mineralwasser	Wein (alle Sorten)*	Rhabarbertee
	Weißdorntee	Rotkleetee
		Schwarztee (alle Sorten)
		Sennatee
		Spirituosen*

Menübeispiele zum Abnehmen für Blutgruppe 0 (für eine Woche)

Tag 1

Frühstück: 1 Scheibe getoastetes Essener Brot mit roher Mandelbutter. (Wer normalerweise nicht frühstückt, kann stattdessen frisches Obst essen – siehe Tabelle auf Seite 60.)

Mittagessen: Lachs- und Spinatsalat

Abendessen: Bio-Steak mit Currygemüse (Blattgemüse und Mairüben)

Tag 2

Frühstück: 1 Scheibe getoastetes Essener Brot mit Bio-Butter und Pflaumenbutter

Mittagessen: 110 g Bio-Roastbeef auf gemischtem Blattgemüse

Abendessen: Gebackener Kabeljau mit Mangold und gemischtem Salat

Tag 3

Frühstück: 1 Scheibe getoastetes Essener Brot mit Tofu-Frischkäse

Mittagessen: 110 g Bio-Roastbeef mit großem grünem Salat

Abendessen: Lammkotelett mit Spargel und grünen Bohnen

* Wenn Sie keinen Alkohol trinken, missverstehen Sie diese Empfehlung bitte nicht als Aufforderung zum Alkoholtrinken.

Lebensmittelkombinationstabelle für Blutgruppe 0

Proteine*

Adzukibohnen
Halbe Erbsen
Tofu
Pintobohnen
Wild

Lamm
Pute
Fisch
Schalentiere
Bio-Huhn

Bio-Rind
Hase
Kalbsleber
Bio-Eier
Ziegenkäse

* Nur eine Proteinart pro Mahlzeit

Gute Kombination

Schlechte Kombination

Kohlenhydrate

Brauner Reis
Rote Bete
Yams
Pastinaken
Dinkel
Kartoffeln

Kastanien
Kürbis
Essener Brot
Gedünstete
Möhren
Amaranth

Squash* ›Acorn‹
Squash* ›Butternut‹
Weizenfreie Früh-
stücksflocken
Artischocken
* Ufokürbis

Gute Kombination

Mungbohnen-
sprossen
Brunnenkresse
Rucola

Endiviensalat
Kopfsalat
Fenchel
Radicchio

Schlechte Kombination

Grüne und kohlenhydratarme Gemüse

Roter Paprika
Spinat
Spargel
Gurke

Brokkoli
Zucchini
Grüne Bohnen
Kohlrabi

Steinchampignons
(Egerlinge)
Frische Erbsen
Zuckererbsen

Mairüben
Knoblauch
Grünkohl
Zwiebeln

Gute Kombination

Fette und Öle (mit Protein oder Kohlenhydraten kombinieren)

Walnüsse
Olivenöl

Traubenkernöl
Rohe Mandeln

Rohe Mandelbutter
Rohe Kürbiskerne

Soja-Margarine*
Mayonnaise

Bio-Butter (kleine Mengen)
* Nicht hydrogenierte Margarine verwenden

Säurehaltige Früchte

Zitronen
Grapefruits
Limonen
Ananas

Kiwis
Granatäpfel
Kumquat
Preiselbeeren

Schlechte Kombination

Säurearme Früchte

Pflaumen
Mangos
Birnen
Beeren
Pfirsiche

Aprikosen
Äpfel
Nektarinen
Kirschen
Weiße Trauben

Süße Früchte

Frische
Feigen
Frische
Datteln

Blaue Trauben
Trocken-
pflaumen
Papayas

Schlechte Kombination

Melonen (schlecht zu kombinieren)

Crenshaw-Melone   Wassermelone

Tag 4
Frühstück: 1 Scheibe Dinkeltoast mit einem pochierten Ei
Mittagessen: Hamburger mit gedünstetem Gemüse
Abendessen: Gegrilltes Schwertfischsteak mit Brokkoli und Zuckererbsen

Tag 5
Frühstück: 1 Scheibe Dinkeltoast mit Ziegenkäse
Mittagessen: Gegrilltes Huhn oder Cäsarsalat mit Garnelen
Abendessen: Kalbsleber mit Zwiebeln und gedünstetem Spinat mit Mairüben

Tag 6
Frühstück: 1 Scheibe Dinkeltoast und rohe Sesambutter
Mittagessen: Sardinen in Spinatsalat
Abendessen: Gebackener Lachs mit Zitronen-Stengelkohl und gegrillten Paprikaschoten

Tag 7
Frühstück: 1 Scheibe getoastetes Essener Brot mit einem pochierten Ei
Mittagessen: Putenbrust mit gemischtem Blattgemüse
Abendessen: Gebratenes Kalbskotelett mit Steinchampignons und grünen Bohnen

**Menübeispiele zur Gewichtserhaltung
für Blutgruppe 0 (für eine Woche)**
Tag 1
Frühstück: ½ Vollkornbrötchen (weizenfrei) und 2 Kalbs- oder Lammwürstchen
Mittagessen: Thunfischsalat mit einem großen grünen Salat

Abendessen: Kalbsleber und Zwiebeln mit gedünstetem Spinat und Süßkartoffeln

Tag 2
Frühstück: Frühstücksflocken auf Reisbasis und Sojamilch (für zusätzliche Ballaststoffe Leinsamen darüber streuen)
Mittagessen: Gegrillter Hamburger mit Zwiebeln und gedünstetem Gemüse
Abendessen: Pfannengerührte Meeresfrüchte mit Gemüse

Tag 3
Frühstück: 1 Scheibe getoastetes Essener Brot und 2 Eier (nach Belieben zubereitet)
Mittagessen: Sandwich mit Bio-Roastbeef auf Dinkelbrot oder Essener Brot mit gemischtem Salat
Abendessen: Pintobohnen mit gedünstetem Endiviensalat auf einer halben Tasse braunem Reis

Tag 4
Frühstück: 1 oder 2 Scheiben getoastetes Essener Brot mit roher Mandelbutter.
Mittagessen: Cäsarsalat mit Garnelen oder Lachs*
Abendessen: Gemüse-Reis-Lasagne und ein grüner Salat

Tag 5
Frühstück: 1 oder 2 Scheiben getoastetes Essener Brot mit roher Sesambutter und mit Fruchtsaft gesüßter Marmelade
Mittagessen: Lachssalat auf gemischtem Blattgemüse
Abendessen: Lammkoteletts mit gegrillten Gemüse-Kebabs (Spießen)

* Siehe Rezeptteil

Tag 6

Frühstück: 1 oder 2 Scheiben getoastetes Essener Brot mit frischem Ziegenkäse

Mittagessen: Hühnersalat mit Spinatsalat

Abendessen: In Pesto gebratener Heilbutt mit Gemüse

Tag 7

Frühstück: 1 Tasse Dinkelflocken mit 1 Tasse Sojamilch

Mittagessen: Sardinen mit marinierten grünen Bohnen und Fenchel-Brokkoli-Salat*

Abendessen: Bio-Steak mit gedünstetem Brokkoli und gebackenen Süßkartoffeln

Blutgruppe A

Fleisch und Eier**

Häufig	Gelegentlich	Selten
	Eier	Ente
	Huhn	Fasan
	Pute	Gans
		Hase
		Kalb
		Lamm
		Leber
		Rind
		Schwein u. Schweine-fleischprodukte
		Wachtel
		Wild

* Siehe Rezeptteil
** Wann immer möglich, Fleisch und Eier aus biologischer Tierhaltung

Fisch und Schalentiere

Häufig	Gelegentlich	Selten
Barsch	Goldbrasse	Aal
Kabeljau	Haifisch	Austern
Lachs	Hecht	Flunder
Makrele	Schwertfisch	Flusskrebs
Red Snapper	Stint	Froschschenkel
Regenbogenforelle	Thunfisch	Garnelen
Renke		Heilbutt
Sardinen		Hering
Schnecken		Hummer
Seeteufel		Kalmar
		Katzenwels
		Kaviar
		Krabben
		Lachskonserve
		Muscheln
		Sardellen
		Schellfisch
		Seezunge
		Streifenbarsch
		Tintenfisch

Milch- und Sojaprodukte*

Häufig	Gelegentlich	Selten
Rapsöl-Margarine**	Joghurt (mit oder ohne Frucht)	Blauschimmelkäse

* Wann immer möglich, aus biologischer Rohmilch hergestellten Käse verwenden. Die darin vorhandenen Enzyme unterstützen den Stoffwechsel und beeinträchtigen Schleimhäute und Nebenhöhlen am wenigsten.
** Nicht hydrogenierte Margarine verwenden

Häufig	Gelegentlich	Selten
Sojakäse	Kefir	Brie
Sojamargarine	Mozzarella	Butter
Sojamilch	Ricotta	Buttermilch
Tofufrischkäse	Schafskäse (Feta)	Camembert
	Ziegenkäse	Cheddar
	Ziegenmilch	Edamer
		Eis
		Frischkäse
		Gouda
		Gruyère
		Havarti
		Hüttenkäse
		Kasein
		Kuhmilch
		Molke
		Münsterkäse
		Parmesan
		Provolone
		Romano
		Schweizer Käse

Fette und Öle

Häufig	Gelegentlich	Selten
Leinöl*	Avocado	Distelöl
Olivenöl (extra vergine)	Rapsöl	Erdnussöl
Traubenkernöl	Sojaöl	Maisöl
	Sonnenblumenöl	Sesamöl
	Walnussöl	

* Dieses Öl nicht zum Kochen verwenden

Nüsse und Samen

Häufig	Gelegentlich	Selten
Erdnussbutter (Bio-Qualität)	Haselnussbutter	Cashewnüsse
Erdnüsse in der Schale (ungesalzen)	Haselnüsse	Paranüsse
Kürbiskerne (roh)	Macadamianüsse	Pistazien
Sojabohnenbutter	Mandelbutter (roh)	
Sojabohnen (ungesalzen)	Mandeln (roh)	
	Mohn	
	Pinienkerne	
	Sesam (roh)	
	Sonnenblumenkerne (roh)	
	Walnüsse	

Hülsenfrüchte

Häufig	Gelegentlich	Selten
Adzukibohnen	Cannellinibohnen	Kichererbsen
Augenbohnen	Dicke Bohnen	Kidneybohnen
Linsen	Puffbohnen	Limabohnen
Pintobohnen	Weiße Bohnen	Rote Chilibohnen
Schwarze Bohnen		
Sojabohnen		
Tempeh		
Tofu		

Getreide

Häufig	Gelegentlich	Selten
Amaranth	Cornflakes	Bulgur
Buchweizen	Dinkelprodukte	Couscous

Häufig	Gelegentlich	Selten
Essener Brot	Gerste	Mehrkornprodukte
Hafermehl	Haferflocken	Pumpernickel
Kasha (Buchweizen-schrot)	Haferkleie	Sieben-Korn-Produkte
Mannabrot (Fladen-brot aus gekeimtem Weizen)	Hirse	Teigwaren aus Grieß
Reismehl	Kamut	Vollweizenprodukte*
Roggenmehl	Maisprodukte	Weizenschrot
Sojamehl	Quinoa	
	Reines Roggenbrot	
	Reis	
	Reiskleie	
	Reiskräcker	
	Roggenkräcker	
	Weizenfreie Vollkorn-brötchen**	

Kohlenhydratreiche Gemüse

Häufig	Gelegentlich	Selten
Artischocken	Maiskolben	Kartoffeln
Pastinaken	Spaghetti-Kürbis	Süßkartoffeln
Kürbis	Squash (Ufokürbis) ›Butternut‹ oder ›Acorn‹	Yams

* Beim Abnehmen und bei Grunderkrankungen wie Allergien, Asthma, Arthritis, Krebs auf Vollweizenprodukte vollständig verzichten.
** Für Hypoglykämiker und Diabetiker ist Essener Brot unter Umständen besser geeignet, auch im Hinblick auf eine Gewichtsabnahme.

Kohlenhydratarme Gemüse

Häufig	Gelegentlich	Selten
Alfalfasprossen	Bambussprossen	Aubergine
Brokkoli	Blumenkohl	Limabohnen
Grünkohl	Bok Choy	Oliven (schwarz)
Knoblauch	Brunnenkresse	Paprika (alle Sorten)
Kohlrabi	Endiviensalat	Shiitake-Pilze
Krause Endivie	Fenchel	Tomaten
Lauch	Gurke	Weiße Champignons
Löwenzahnblätter	Japanrettich (Daikon)	Weißkohl
Mangold	Kopfsalat, Eisbergsalat	
Meerrettich	Koriandergrün	
Möhren	Mungbohnensprossen	
Okra	Oliven (grün)	
Petersilie	Radicchio	
Romana-Salat	Radieschen	
Spinat	Rosenkohl	
Mairübe	Rote Bete	
Zwiebeln	Rucola	
	Schalotten	
	Seetang	
	Sellerie	
	Spargel	
	Wasserkastanien	
	Wildchampignons	
	Zucchini	

Frisches Obst und Obstsäfte*

Häufig	Gelegentlich	Selten
Ananas	Äpfel	Bananen
Ananassaft	Apfelsaft und Cidre	Honigmelone
Aprikosen	Birnen	Netzmelone
Aprikosensaft	Crenshaw-Melone	Kokosnuss
Blaubeeren	Datteln	Mandarinen
Brombeeren	Dattelpflaumen (Persimone)	Mango
Feigen	Erdbeeren	Orangen
Grapefruits	Granatapfel	Orangensaft
Grapefruitsaft	Guaven	Papaya
Kirschen	Gurkensaft	Papayasaft
Kirschsaft	Himbeeren	Rhabarber
Möhrensaft	Johannisbeeren	Tomatensaft
Pflaumen	Kiwis	
Pflaumensaft	Limonen	
Preiselbeeren	Nektarinen	
Rosinen	Papayas	
Selleriesaft	Persische Melone	
Trockenpflaumen	Pfirsiche	
Zitronen	Preiselbeersaft	
	Sternfrucht	
	Trauben	
	Traubensaft	
	Wassermelone	
	Weißkohlsaft	
	Zitronen	

* Säfte sind zum Abnehmen im Allgemeinen nicht geeignet, es sei denn, sie sind frisch gepresst. Generell gilt: nur frische Früchte aus biologischem Anbau und ungesüßte Säfte verwenden.

Getränke*

Häufig	Gelegentlich	Selten
Alfalfatee	Dong-Quai-Tee (chin. Engelwurz)	Bier**
Aloe-vera-Tee	Enziantee	Kohlensäurehaltiges Wasser
Baldriantee	Erdbeerblättertee	Kohlensäurehaltiges Mineralwasser (alle Sorten)
Bockshornklee-Tee	Goldenseal-Tee (Kanadische Orangen-wurz)	Maisbarttee
Echinacea-Tee	Himbeerblättertee	Rhabarbertee
Entgiftungstee	Huflattichtee	Schwarztee (alle Sorten)
Rotulmentee	Lindenblütentee	Spirituosen**
Ginsengtee	Löwenzahntee	
Grüntee	Petersilientee	
Hagebuttentee	Pfefferminztee	
Ingwertee	Rotkleetee	
Johanniskrauttee	Sennatee	
Kaffee (Bio-Qualität)	Süßholztee	
Kamillentee	Weißwein**	
Klettentee		
Mariendisteltee		
Rotwein**		
Weißdorntee		

* Bei Tees möglichst darauf achten, dass es sich um Kräutertee handelt.
** Wenn Sie keinen Alkohol trinken, missverstehen Sie diese Empfehlung bitte nicht als Aufforderung zum Alkoholtrinken.

Lebensmittelkombinationstabelle für Blutgruppe A

Proteine*

Schwarze Bohnen	Linsen
Sojamilch	Pute
Tempeh	Frischkäse
Pintobohnen	Halbe Erbsen
Sojakäse	Fisch
Bio-Eier	Joghurt
Sojabohnen	
Lachs	
Tofu	
Avocado	

* Nur eine Proteinart pro Mahlzeit

Kohlenhydrate

Frühstücksflocken	Squash* ›Acorn‹
Rote Bete	Squash* ›Butternut‹
Pastinaken	Tiefkühlerbsen
Kastanien	Brauner Reis
Kürbis	
Essener Brot	* Ufokürbis
Hirse	
Rote Bete	
Gedünstete Möhren	
Quinoa	
Dinkel	

Gute Kombination

Schlechte Kombination

Grüne und kohlenhydratarme Gemüse

Steinchampignons	Brokkoli	Knoblauch
Rosenkohl	Zucchini	Endiviensalat
Rohe Möhren	Zwiebeln	Fenchel
Alfalfasprossen	Spinat	Blumenkohl
Frische Erbsen	Spargel	Rucola
Mairüben	Grüne Bohnen	Gurke
Brunnenkresse	Zuckererbsen	Kohlrabi
Kopfsalat	Grünkohl	Radicchio

Gute Kombination

Fette und Öle (mit Protein oder Kohlenhydraten kombinieren)

Walnüsse	Rohe Mandelbutter
Olivenöl	Bio-Nussbutter
Traubenkernöl	Soja-Margarine*
Rapsöl-Margarine	Mayonnaise
	Erdnüsse (in der Schale)

* Nicht hydrogenierte Margarine verwenden

Schlechte Kombination

Säurehaltige Früchte

Zitronen	Kiwis
Grapefruits	Ananas
Limonen	Kumquat
Erdbeeren	Preiselbeeren

Säurearme Früchte

Pflaumen	Äpfel
Aprikosen	Nektarinen
Birnen	Kirschen
Beeren	Weiße
Pfirsiche	Trauben

Süße Früchte

Frische u. getrockn.	Blaue Trauben
Feigen	Trocken- u.
Frische	Dattelpflaumen
Datteln	Rosinen

Schlechte Kombination

Melonen (schlecht zu kombinieren)
Crenshaw-Melone   Wassermelone

Menübeispiele zum Abnehmen
für Blutgruppe A (für eine Woche)

Tag 1

Frühstück: Frische Ananas, Kiwis und Erdbeeren

Mittagessen: Linsensuppe mit einer Scheibe getoastetem Essener Brot und einem kleinen Salat

Abendessen: Kabeljausalat* mit gedünstetem Gemüse

Tag 2

Frühstück: Wassermelone

Mittagessen: 170 g Thunfisch mit einem großen grünen Salat

Abendessen: 1 Tasse Pintobohnen mit ½ Tasse braunem Reis oder Wildreis und gedämpftem Gemüse

Tag 3

Frühstück: Birnen und Äpfel

Mittagessen: 170 g Cäsarsalat mit gegrillten Putenstreifen

Abendessen: Red Snapper** mit Brokkoli oder grünen Bohnen mit Schalotten* und einem gemischten Salat

Tag 4

Frühstück: Trauben

Mittagessen: Suppe aus schwarzen Bohnen mit einer Scheibe getoastetem Essener Brot und einem kleinen gemischten Salat

Abendessen: Putenburger mit gedünstetem Spinat und einem gemischten grünen Salat

---

* Siehe Rezeptteil

** Bei uns schwer erhältlich; kann durch Rotbarsch, Rotbarbe oder Dorade ersetzt werden

Tag 5
Frühstück: Grapefruit und Erdbeeren
Mittagessen: 170 g Lachs mit Spinatsalat
Abendessen: Gebackener Kabeljau mit Mangold und Mairüben

Tag 6
Frühstück: Blaubeeren und Himbeeren
Mittagessen: Tofu und pfannengerührtes Gemüse
Abendessen: Forelle mit Spargel und gemischtem Blattgemüse

Tag 7
Frühstück: Pflaumen
Mittagessen: Sardinen mit einem gemischten grünen Salat
Abendessen: Brathuhn mit Kräutern* mit Gemüse und Salat

Menübeispiele zur Gewichtserhaltung für Blutgruppe A (für eine Woche)

Tag 1
Frühstück: 1 Tasse Haferflocken in 1 Tasse Sojamilch gekocht
Mittagessen: Misosuppe mit Tofu und Gurken-Sushi-Rollen
Abendessen: Kurz angebratene Pintobohnen, Zwiebeln und Spinat auf Kasha (Buchweizenschrot)

Tag 2
Frühstück: Amaranthflocken mit Sojamilch
Mittagessen: Salat aus schwarzen Bohnen mit kaltem Nudelsalat
Abendessen: Brathuhn mit Kräutern* mit Gemüseragout

---

* Siehe Rezeptteil

Tag 3

Frühstück: 1 oder 2 Scheiben Essener Brot mit Bio-Erdnussbutter

Mittagessen: Linsensuppe mit 1 Scheibe getoastetem Essener Brot

Abendessen: Frischer Lachs, gebacken, mit gegrillten Gemüse-Kebabs

Tag 4

Frühstück: Vollkornbrötchen (weizenfrei) mit roher Mandelbutter

Mittagessen: Thunfischsalat auf weizenfreiem Brot und rohe Gemüse-Sticks

Abendessen: Red Snapper* in Currysoße auf Hirse und marinierten grünen Bohnen

Tag 5

Frühstück: Vollkornbrötchen (weizenfrei) mit Tofu-Frischkäse

Mittagessen: Putenbrust mit Cäsarsalat**

Abendessen: Hausgemachte Pizza mit einem grünen Salat

Tag 6

Frühstück: 2 Buchweizenpfannkuchen mit reinem Ahornsirup oder einer fruchtgesüßten Marmelade

Mittagessen: Bocaburger (Hamburger aus Sojaprotein) auf Dinkelbrötchen mit einem grünen Salat

Abendessen: Putenbällchen in Pesto auf Reisspaghetti oder Artischockenteigwaren

---

* Bei uns schwer erhältlich; kann durch Rotbarsch, Rotbarbe oder Dorade ersetzt werden
** Siehe Rezeptteil

Tag 7
Frühstück: ¾ Tasse weizenfreie Knusperflocken und Sojamilch
Mittagessen: Lachstörtchen und Spinatsalat
Abendessen: Dinkelspaghetti mit Frühlingsgemüse

Blutgruppe B

Fleisch und Eier*

Häufig	Gelegentlich	Selten
Eier	Fasan	Ente
Hase	Kalbsleber	Gans
Lamm	Pute	Huhn
Wild	Rind	Schwein u. Schweinefleischprodukte
	Wild	Wachtel

Fisch und Schalentiere

Häufig	Gelegentlich	Selten
Europäische Forelle	Haifisch	Aal
Flunder	Hering	Austern
Hecht	Kalmar	Flusskrebs
Heilbutt	Kammmuscheln	Froschschenkel
Kabeljau	Katzenwels	Garnelen
Makrele	Red Snapper	Hummer
Sardinen	Regenbogenforelle	Kalmar
Schellfisch	Renke	Kaviar
Seebarsch	Schwertfisch	Krabben
Seeteufel	Stint	Lachskonserve

* Wann immer möglich, Fleisch und Eier aus biologischer Tierhaltung

Häufig	Gelegentlich	Selten
Seezunge	Süßwasserbarsch	Miesmuscheln
Zackenbarsch	Thunfisch	Ohrmuscheln
		Sardellen
		Schnecken
		Streifenbarsch
		Tintenfisch
		Venusmuscheln

Milch- und Sojaprodukte*

Häufig	Gelegentlich	Selten
Hüttenkäse	Brie	Blauschimmelkäse
Joghurt (natur, Bio-Qualität)	Butter	Eis
Kefir	Buttermilch	
Kuhmilch (Magermilch oder fettarme Milch)	Camembert	
Mozzarella (frisch)	Cheddar	
Ricotta	Edamer	
Schafskäse (Feta)	Frischkäse	
Ziegenkäse	Gouda	
Ziegenmilch	Gruyère	
	Joghurt, gefroren	
	Kuhmilch (Vollmilch)	
	Molke	
	Münsterkäse	
	Parmesan	

* Wann immer möglich, aus biologischer Rohmilch hergestellten Käse verwenden. Die darin vorhandenen Enzyme unterstützen den Stoffwechsel und beeinträchtigen Schleimhäute und Nebenhöhlen am wenigsten.

Häufig	Gelegentlich	Selten
	Provolone	
	Romano	
	Schweizer Käse	
	Sojaprodukte (kein Tofu)	

Fette und Öle

Häufig	Gelegentlich	Selten
Olivenöl (extra vergine)	Lebertranöl	Avocado
Traubenkernöl	Leinsamenöl*	Distelöl
		Erdnussöl
		Maisöl
		Rapsöl
		Sesamöl
		Sonnenblumenöl

Nüsse und Samen

Häufig	Gelegentlich	Selten
Keine	Macadamianüsse	Cashewnüsse
	Mandelbutter (roh)	Erdnussbutter (Bio-Qualität)
	Mandeln (roh)	Erdnüsse (Bio-Qualität)
	Paranüsse	Haselnussbutter
	Pekannüsse	Haselnüsse
	Sojanüsse	Kürbiskerne
	Walnüsse	Mohn
		Pinienkerne
		Pistazien

* Dieses Öl nicht zum Kochen verwenden

Häufig	Gelegentlich	Selten
		Sesam (roh)
		Sesambutter
		Sonnenblumenkerne (roh)

Hülsenfrüchte

Häufig	Gelegentlich	Selten
Kidneybohnen	Cannellinibohnen	Adzukibohnen
Limabohnen	Dicke Bohnen	Augenbohnen
	Halbe Erbsen	Kichererbsen
	Puffbohnen	Linsen
	Rote Bohnen	Pintobohnen
	Weiße Bohnen	Schwarze Bohnen
		Tempeh
		Tofu

Getreide

Häufig	Gelegentlich	Selten
Dinkel	Vollkornbrötchen (weizenfrei)*	Amaranth
Haferflocken	Knusperflocken	Buchweizen
Haferkleie	Müsliflocken	Bulgur
Hafermehl	Pumpernickel	Couscous
Essener Brot	Quinoa	Gerste
Hirse	Reis (alle Sorten außer Wildreis)	Kamut
Manna-Brot (Fladenbrot aus gekeimtem Weizen)	Roggenbrot	Kasha (Buchweizenschrot)

* Für Hypoglykämiker und Diabetiker ist Essener Brot unter Umständen besser geeignet, auch im Hinblick auf eine Gewichtsabnahme.

Häufig	Gelegentlich	Selten
Reiskleie	Roggenkräcker	Maisprodukte
Reiskräcker (nicht Reiskuchen)	Spinatnudeln	Mehrkornprodukte
Reismehl	Teigwaren aus Grieß	Weizenkeime
	Weißmehlprodukte	Weizenkleie
		Weizenschrot
		Wildreis

Kohlenhydratreiche Gemüse

Häufig	Gelegentlich	Selten
Pastinaken	Rutabaga (schwed. Kohlrübe)	Artischocken
Rote Bete	Spaghetti-Kürbis	Kastanien
Süßkartoffeln	Squash (Ufo-Kürbis) ›Butternut‹ oder ›Acorn‹	Maiskolben
Yams	Tiefkühlerbsen	Kürbis

Kohlenhydratarme Gemüse

Häufig	Gelegentlich	Selten
Aubergine	Alfalfasprossen	Mungbohnensprossen
Blumenkohl	Bambussprossen	Oliven
Brokkoli	Bok Choy	Radieschen
Grünkohl	Brunnenkresse	Rettichsprossen
Möhren	Chicorée	Tomaten
Paprika	Dill	
Petersilie	Endiviensalat	
Rosenkohl	Fenchel	
Shiitake-Pilze	Grüne Bohnen	
Weißkohl	Gurke	

Häufig	Gelegentlich	Selten
	Ingwer	
	Japanrettich (Daikon)	
	Knoblauch	
	Kohlrabi	
	Lauch	
	Löwenzahn	
	Mairüben	
	Mangold	
	Meerrettich	
	Okra	
	Radicchio	
	Romana-Salat	
	Rucola	
	Schalotten	
	Seetang	
	Sellerie	
	Spargel	
	Spinat	
	Steinchampignons (Egerlinge)	
	Wasserkastanien	
	Zucchini	
	Zwiebeln	

Frisches Obst und Obstsäfte*

Häufig	Gelegentlich	Selten
Ananas	Äpfel	Dattelpflaumen (Persimone)

* Säfte sind zum Abnehmen im Allgemeinen nicht geeignet, es sei denn, sie sind frisch gepresst. Nur frische Früchte aus biologischem Anbau und ungesüßte Säfte verwenden.

Häufig	Gelegentlich	Selten
Ananassaft	Apfelsaft und Cidre	Granatapfel
Bananen	Birnen	Kaktusfrucht
Papaya	Blaubeeren	Rhabarber
Papayasaft	Brombeeren	Sternfrucht
Pflaumen	Datteln	Tomatensaft
Preiselbeeren	Erdbeeren	
Preiselbeersaft	Feigen	
Trauben	Grapefruits	
Traubensaft	Grapefruitsaft	
Weißkohlsaft	Guaven	
	Gurkensaft	
	Himbeeren	
	Johannisbeeren	
	Kirschen	
	Kirschsaft	
	Kumquat	
	Limonen	
	Mandarinen	
	Mangos	
	Melonen	
	Möhrensaft	
	Nektarinen	
	Orangen	
	Orangensaft	
	Pfirsiche	
	Pflaumensaft	
	Rosinen	
	Selleriesaft	
	Stachelbeeren	
	Trockenpflaumen	

Getränke*

Häufig	Gelegentlich	Selten
Ginsengtee	Alfalfatee	Aloe-vera-Tee
Grüntee	Baldriantee	Bockshornkleetee
Hagebuttentee	Bier**	Enziantee
Himbeerblättertee	Dong-Quai-Tee (chin. Engelwurz)	Huflattichtee
Ingwertee	Echinacea-Tee	Kohlensäurehaltiges Mineralwasser (alle Sorten)
Petersilientee	Erdbeerblättertee	Lindenblütentee
Pfefferminztee	Rotulmentee	Maisbarttee
Süßholztee	Goldenseal-Tee (Kanadische Orangenwurz)	Rhabarbertee
	Johanniskrauttee	Rotkleetee
	Kaffee (Bio-Qualität)	Selterswasser
	Kamillentee	Sennatee
	Klettentee	Spirituosen** (alle Sorten)
	Löwenzahntee	
	Schwarztee	
	Wein**	
	Weißdorntee	

* Bei Tees möglichst darauf achten, dass es sich um Kräutertee handelt.
** Wenn Sie keinen Alkohol trinken, missverstehen Sie diese Empfehlung bitte nicht als Aufforderung zum Alkoholtrinken.

Lebensmittelkombinationstabelle für Blutgruppe B

Proteine*

		Kohlenhydrate
Halbe Erbsen	Wild	Kammmuscheln	Brauner Reis	Yams	Squash* ›Acorn‹
Kidneybohnen	Pute	Kalmar	Kartoffeln	Essener Brot	Squash* ›Butternut‹
Cannellinibohnen	Bio-Milch	Frischkäse	Gedünstete	Pastinaken	Tiefkühlerbsen
Lamm	(1% Fett)	Joghurt	Möhren	Dinkel, Hirse	Weizenfreie Früh-
Hase	Fisch		Rote Bete	Limabohnen	stücksflocken
Kalbsleber	Bio-Eier		Reisnudeln	Haferkleie	• Ufokürbis

Nur eine Protein-art pro Mahlzeit

Gute Kombination | **Schlechte Kombination** | **Gute Kombination**

		Rohe Möhren
		Champignons

Grüne und kohlenhydratarme Gemüse

Weißkohl	Brokkoli	Frische Erbsen	Spargel	Kopfsalat	Rucola
Rosenkohl	Zucchini	Mairüben	Grüne Bohnen	Endiviensalat	Fenchel
Aubergine	Zwiebeln	Brunnenkresse	Zuckererbsen	Kohlrabi	Gurke
Alfalfasprossen	Spinat	Bok Choy	Grünkohl	Blumenkohl	Paprika

Gute Kombination

Fette und Öle (mit Protein oder Kohlenhydraten kombinieren)

Walnüsse	Traubenkernöl	Mayonnaise	Rohe Mandelbutter
Olivenöl	Rohe Mandeln	Bio-Süßbutter	

Schlechte Kombination

Säurehaltige Früchte

Zitronen	Kiwis
Grapefruits	Ananas
Limonen	Kumquat
Erdbeeren	Preiselbeeren

Säurearme Früchte

Pflaumen	Äpfel
Mangos	Nektarinen
Birnen	Kirschen
Beeren	Weiße Trauben
Pfirsiche	Aprikosen

Schlechte Kombination

Süße Früchte

Frische u.	Blaue Trauben
getrockn.	Trocken-
Feigen	pflaumen
Frische	Papayas
Datteln	Bananen*

Beim Abnehmen nur eingeschränkt

Melonen (schlecht zu kombinieren)
Crenshaw-Melone Wassermelone

**Menübeispiele zum Abnehmen
für Blutgruppe B (für eine Woche)**

Tag 1

Frühstück: Frische Ananas, Kiwis und Erdbeeren

Mittagessen: Falscher Griechischer Salat*

Abendessen: Lammkoteletts mit Curry-Blattgemüse

Tag 2

Frühstück: Frische Papaya

Mittagessen: Eiersalat und Spinatsalat

Abendessen: Gebackener Kabeljau mit Knoblauch-Endiviensalat*

Tag 3

Frühstück: Wassermelone

Mittagessen: Kidneybohnen mit gemischtem grünen Salat

Abendessen: Seeteufel mit Zuckererbsen und rotem Paprika

Tag 4

Frühstück: Blaubeeren und Himbeeren (wenn jahreszeitlich verfügbar), ansonsten Äpfel, Birnen oder Trauben

Mittagessen: Cäsarsalat mit gegrillter Pute*

Abendessen: Gebackene Yamswurzel mit pfannengerührtem Gemüse

Tag 5

Frühstück: Trauben

Mittagessen: Frischer Mozzarella mit Basilikum, gebackenem Paprika und Spinat

* Siehe Rezeptteil

Abendessen: Putenschnitzel mit Zitrone und Knoblauch-Endiviensalat*

Tag 6
Frühstück: Pflaumen
Mittagessen: Sardinen auf Essener Brot und Rohkost
Abendessen: Kurz angebratene Cannellinibohnen mit Knoblauch, Zwiebeln und Endiviensalat

Tag 7
Frühstück: Netzmelone
Mittagessen: Suppe aus halben Erbsen und gemischter Salat
Abendessen: Kalbsleber und Zwiebeln mit Brokkoli und Mairüben

Menübeispiele zur Gewichtserhaltung für Blutgruppe B (für eine Woche)
Tag 1
Frühstück: Fettarmer Bio-Joghurt (natur) mit Beeren
Mittagessen: Putenburger, wahlweise auf Dinkelbrötchen, und Krautsalat
Abendessen: Dinkelspaghetti mit gegrillten Gemüse-Kebabs

Tag 2
Frühstück: 1 oder 2 Scheiben hefefreier Dinkeltoast mit fettarmem Ziegenkäse
Mittagessen: ¾ Tasse Kidneybohnen mit Fenchelsalat*
Abendessen: Lammkoteletts mit marinierten grünen Bohnen und ½ geröstete Yamswurzel nach Cajun-Art

* Siehe Rezeptteil

Tag 3

Frühstück: ½ Tasse Haferflocken, in 1 Tasse Bio-Milch (1% Fett) gekocht

Mittagessen: Bio-Roastbeefscheiben mit Senf und Kopfsalat auf Essener Brot

Abendessen: Gebackener Heilbutt und pfannengerührtes Gemüse

Tag 4

Frühstück: 1 oder 2 Scheiben hefefreier Dinkeltoast mit 50 bis 80 g Feta

Mittagessen: Spinat-Omelettes mit grünem Salat und einer Scheibe Essener Brot

Abendessen: Kurz angebratene Leber und Zwiebeln mit Endiviensalat und gerösteter Yamswurzel

Tag 5

Frühstück: 1 Tasse Haferkleieflocken mit 1 Tasse Bio-Milch (1% Fett)

Mittagessen: Sardinen (oder eine andere Fischart) in einem Salat aus mariniertem japanischem Gemüse

Abendessen: Gemüselasagne mit Cäsarsalat*

Tag 6

Frühstück: 1 oder 2 Scheiben getoastetes Essener Brot mit zwei Eiern, nach Belieben zubereitet

Mittagessen: Bio-Putenbruststreifen auf einem Vollkornbrötchen (weizenfrei) mit grünem Salat

Abendessen: Curry-Reisnudeln (Ma Fun) und Frühlingsgemüse

* Siehe Rezeptteil

Tag 7

Frühstück: Vollkornbrötchen (weizenfrei) mit fettarmem Frischkäse oder Frischkäse mit vollem Fettgehalt

Mittagessen: 110 g frischer Mozzarella auf 2 Scheiben weizenfreiem Brot mit mariniertem gebackenem Paprika und Basilikum

Abendessen: Gegrillte Seezunge mit Pestosoße und Brokkoli, in Olivenöl und Knoblauch angebraten

Blutgruppe AB

Fleisch und Eier*

Häufig	Gelegentlich	Selten
Eier	Fasan	Ente
Hase	Leber	Gans
Lamm		Huhn
Pute		Kalb
		Rind
		Schwein u. Schweinefleischprodukte
		Wachtel
		Wild

Fisch und Schalentiere

Häufig	Gelegentlich	Selten
Europäische Forelle	Haifisch	Aal
Hecht	Hering, frisch	Austern
Kabeljau	Kalmar	Flunder

* Wann immer möglich, Fleisch und Eier aus biologischer Tierhaltung

Häufig	Gelegentlich	Selten
Makrele	Kammmuscheln	Flusskrebs
Red Snapper	Katzenwels	Froschschenkel
Regenbogenforelle	Kaviar	Garnelen
Sardinen	Miesmuscheln	Heilbutt
Schnecken	Renke	Hering, eingelegt
Seehecht	Schwertfisch	Hummer
Seeteufel	Seezunge	Krabben
Thunfisch	Stint	Lachskonserve
Zackenbarsch		Ohrmuscheln
		Sardellen
		Schellfisch
		Seebarsch
		Streifenbarsch
		Tintenfisch
		Venusmuscheln

Milch- und Sojaprodukte*

Häufig	Gelegentlich	Selten
Hüttenkäse	Cheddar	Blauschimmelkäse
Joghurt (natur, Bio-Qualität)	Edamer	Brie
Kefir	Frischkäse	Butter
Mozzarella (frisch)	Gouda	Camembert
Ricotta	Gruyère	Eis
Saure Sahne (fettarm)	Joghurt, gefroren	Kuhmilch (Vollmilch)
Schafskäse (Feta)	Kuhmilch (Magermilch oder 2% Fett)	Parmesan

* Wann immer möglich, aus biologischer Rohmilch hergestellten Käse verwenden. Die darin vorhandenen Enzyme unterstützen den Stoffwechsel und beeinträchtigen Schleimhäute und Nebenhöhlen am wenigsten.

Häufig	Gelegentlich	Selten
Ziegenkäse	Molke	Provolone
Ziegenmilch	Münsterkäse	
	Romano	
	Schweizer Käse	
	Sojakäse	
	Sojamilch	
	Tofu-Frischkäse	

Fette und Öle

Häufig	Gelegentlich	Selten
Olivenöl (extra vergine)	Erdnussöl	Avocado
Traubenkernöl	Lebertranöl	Distelöl
	Leinsamenöl*	Maisöl
	Rapsöl	Sesamöl
		Sonnenblumenöl

Nüsse und Samen

Häufig	Gelegentlich	Selten
Erdnussbutter (Bio-Qualität)	Cashewnüsse	Haselnüsse
Erdnüsse (Bio-Qualität)	Macadamianüsse	Kürbiskerne
Walnüsse	Mandelbutter (roh)	Mohn
	Mandeln (roh)	
	Paranüsse	Sesam (roh)
	Pinienkerne	Sesambutter
	Pistazien	Sonnenblumenkerne (roh)

* Dieses Öl nicht zum Kochen verwenden

Hülsenfrüchte

Häufig	Gelegentlich	Selten
Grüne Linsen	Cannellinibohnen	Adzukibohnen
Pintobohnen	Dicke Bohnen	Augenbohnen
Rote Bohnen	Rote Linsen	Kichererbsen
Sojabohnen	Weiße Bohnen	Kidneybohnen
Tempeh		Limabohnen
Tofu		Puffbohnen
		Schwarze Bohnen

Getreide

Häufig	Gelegentlich	Selten
Brot mit Weizen-sprossen	Amaranth	Buchweizen
Dinkel	Bulgur	Kamut
Haferflocken	Couscous	Kasha (Buchweizen-schrot)
Haferkleie	Gerste	Maisprodukte
Hafermehl	Hartweizenmehl	
Essener Brot	Müsliflocken	
Hirse	Quinoa	
Reis	Mehrkornprodukte	
Reiskleie	Spinatnudeln	
Reiskräcker (nicht Reiskuchen)	Teigwaren aus Grieß	
Reismehl	Weizenfreie Vollkornbrötchen*	
Roggenbrot	Weizenkeime	
Roggenkräcker	Weizenkleie	
Roggenmehl	Weizenschrot	

* Für Hypoglykämiker und Diabetiker ist Essener Brot unter Umständen besser geeignet, auch im Hinblick auf eine Gewichtsabnahme.

Kohlenhydratreiche Gemüse

Häufig	Gelegentlich	Selten
Pastinaken	Gekochte Möhren	Artischocken
Rote Bete	Kartoffeln (rot oder weiß)	Mais
Süßkartoffeln	Kürbis	Limabohnen
Yams		

Kohlenhydratarme Gemüse

Häufig	Gelegentlich	Selten
Alfalfasprossen	Brunnenkresse	Oliven (schwarz)
Aubergine	Champignons (weiße, Stein-, Wild-)	Paprika (alle Sorten)
Blumenkohl	Endiviensalat	Radieschen
Brokkoli	Fenchel	Shiitake-Pilze
Cima di Rapa (Stengelkohl)	Ingwer	Sprossen (Mungbohnen, Rettich)
Grünkohl	Japanrettich (Daikon)	
Gurke	Kohlrabi	
Knoblauch	Kopfsalat	
Löwenzahn	Koriandergrün	
Petersilie	Lauch	
Sellerie	Mangold	
	Meerrettich	
	Okra	
	Oliven (grün)	
	Radicchio	
	Rosenkohl	
	Rucola	
	Rutabaga (schwed. Kohlrübe)	
	Schalotten	

Häufig	Gelegentlich	Selten
	Seetang	
	Spargel	
	Spinat	
	Tomaten	
	Wasserkastanien	
	Weißkohl	
	Mairüben	
	Zucchini	
	Zwiebeln (alle Sorten)	

Frisches Obst und Obstsäfte*

Häufig	Gelegentlich	Selten
Ananas	Äpfel	Bananen
Ananassaft	Apfelsaft und Cidre	Dattelpflaumen (Persimone)
Feigen	Aprikosen	Granatapfel
Grapefruits	Aprikosensaft	Guaven
Grapefruitsaft	Birnen	Kaktusfrucht
Kirschen	Blaubeeren	Mangos
Kirschsaft	Boysenbeeren	Orangen
Kiwis	Brombeeren	Rhabarber
Loganbeere (Kreuzung aus Brombeere und Himbeere)	Datteln	Sternfrucht
Möhrensaft	Erdbeeren	
Papaya	Himbeeren	
Papayasaft	Holunderbeeren	

* Säfte sind zum Abnehmen im Allgemeinen nicht geeignet, es sei denn, sie sind frisch gepresst. Nur frische Früchte aus biologischem Anbau und ungesüßte Säfte verwenden.

Häufig	Gelegentlich	Selten
Pflaumen	Johannisbeeren (alle Sorten)	
Preiselbeeren	Kumquat	
Preiselbeersaft	Limonen	
Selleriesaft	Mandarinen	
Stachelbeeren	Melonen (alle Sorten)	
Trauben (alle Sorten)	Nektarinen	
Traubensaft	Pfirsiche	
Weißkohlsaft	Pflaumensaft	
Zitronen	Rosinen	
	Trockenpflaumen	

Getränke

Häufig	Gelegentlich	Selten
Alfalfatee	Baldriantee	Bockshornkleetee
Echinacea-Tee	Bier*	Lindenblütentee
Erdbeerblättertee	Dong-Quai-Tee (chin. Engelwurz)	Maisbarttee
Ginsengtee	Eisenkrauttee	Mineralwasser (alle Sorten)
Grüntee	Rotulmentee	Rhabarbertee
Hagebuttentee	Goldenseal-Tee (Kanadische Orangenwurz)	Rotkleetee
Ingwertee	Himbeerblättertee	Schwarztee (alle Sorten)
Kaffee (alle Sorten)	Johanniskrauttee	Sennatee

* Wenn Sie keinen Alkohol trinken, missverstehen Sie diese Empfehlung bitte nicht als Aufforderung zum Alkoholtrinken.

Häufig	Gelegentlich	Selten
Kamillentee	Krause-Ampfer-Tee	Spirituosen* (alle Sorten)
Klettentee	Löwenzahntee	
Süßholztee	Petersilientee	
Weißdorntee	Pfefferminztee	
	Wein* (alle Sorten)	

Menübeispiele zum Abnehmen für Blutgruppe AB (für eine Woche)

Tag 1
Frühstück: Frische Ananas, Kiwis und Erdbeeren
Mittagessen: Hart gekochte Eier in Spinatsalat
Abendessen: Putenburger mit Curryblattgemüse

Tag 2
Frühstück: Netzmelone
Mittagessen: Cäsarsalat** mit gegrillter Pute
Abendessen: Red Snapper*** mit Brokkoli und gemischtem Salat

Tag 3
Frühstück: Wassermelone
Mittagessen: Sardinen in einem großen grünen Salat
Abendessen: 1 Tasse Pintobohnen mit ½ Tasse braunem Reis und gedünstetem Blattgemüse

---

* Wenn Sie keinen Alkohol trinken, missverstehen Sie diese Empfehlung bitte nicht als Aufforderung zum Alkoholtrinken.
** Siehe Rezeptteil
*** Bei uns schwer erhältlich; kann durch Rotbarsch, Rotbarbe oder Dorade ersetzt werden

Lebensmittelkombinationstabelle für Blutgruppe AB

Proteine*

Pintobohnen	Lamm	Kammmuscheln
Linsen	Pute	Hase
Halbe Erbsen	Bio-Milch	Frischkäse
Sojabohnen	(1% Fett)	Joghurt
Tofu	Fisch	
Wild	Bio-Eier	

* Nur eine Protein-art pro Mahlzeit

Kohlenhydrate

Brauner Reis	Yams	Squash* »Acorn‹
Kartoffeln	Kürbis	Squash* »Butternut‹
Gedünstete	Pastinaken	Tiefkühlerbsen
Möhren	Dinkel	
Rote Bete	Hirse	
Kastanien	Essener Brot	• Ufokürbis

Rucola	Rohe Möhren
Fenchel	Champignons
Gurke	Radicchio
Tomaten	Knoblauch

Grüne und kohlenhydratarme Gemüse

Weißkohl	Frische Erbsen	Spargel	Kopfsalat
Rosenkohl	Mairüben	Grüne Bohnen	Endiviensalat
Aubergine	Brunnenkresse	Zuckererbsen	Kohlrabi
Alfalfasprossen	Bok Choy	Grünkohl	Blumenkohl
Brokkoli			
Zucchini			
Zwiebeln			
Spinat			

Fette und Öle (mit Protein oder Kohlenhydraten kombinieren)

Walnüsse	Soja-Margarine*	Erdnüsse (in der Schale)
Olivenöl	Rohe Mandelbutter	Bio-Erdnussbutter
Traubenkernöl		
Mayonnaise		

* Nicht hydrogenierte Margarine verwenden

Säurehaltige Früchte

Zitronen	Kiwis
Grapefruits	Ananas
Limonen	Kumquat
Erdbeeren	Preiselbeeren

Säurearme Früchte

Pflaumen	Äpfel
Mangos	Nektarinen
Birnen	Kirschen
Beeren	Weiße Trauben
Pfirsiche	Aprikosen

Süße Früchte

Frische u.	Blaue Trauben
getrockn.	Trocken-
Feigen	pflaumen
Frische	Papayas
Datteln	

Melonen (schlecht zu kombinieren)

Crenshaw-Melone   Wassermelone   Honigmelone   Netzmelone

Gute Kombination

Schlechte Kombination

Tag 4
Frühstück: Frische Feigen
Mittagessen: Große Schale Linsencremesuppe* mit 1 Scheibe getoastetem Essener Brot
Abendessen: Putenburger mit gedünstetem Spinat und gemischtem grünem Salat

Tag 5
Frühstück: Grapefruit und Erdbeeren
Mittagessen: Putenburger mit gedünstetem Gemüse
Abendessen: Gebackener Kabeljau mit Mangold und Mairüben

Tag 6
Frühstück: Trauben
Mittagessen: Falscher Griechischer Salat*
Abendessen: Tofu-Spinat-Lasagne

Tag 7
Frühstück: Birnen und Pflaumen
Mittagessen: Fettarmer Bio-Hüttenkäse mit Spinatsalat
Abendessen: Lammkoteletts mit gedünstetem Endiviensalat und mariniertem kaltem Spargel*

**Menübeispiele zur Gewichtserhaltung
für Blutgruppe AB (für eine Woche)**
Tag 1
Frühstück: Fettarmer Bio-Joghurt (natur) mit Beeren
Mittagessen: Linsensuppe mit 1 Scheibe Essener Brot und einem grünen Salat

* Siehe Rezeptteil

Abendessen: Gebackener Red Snapper* in Currysoße mit Basmatireis und gegrilltem Gemüse

Tag 2
Frühstück: ¾ Tasse weizenfreie Knusperflocken mit Bio-Milch (1% Fett)
Mittagessen: Putenbruststreifen auf Cäsarsalat**
Abendessen: Lammkoteletts mit gedünstetem Gemüse und gerösteter Yamswurzel

Tag 3
Frühstück: Vollkornbrötchen (weizenfrei) mit Bio-Frischkäse
Mittagessen: Pintobohnensalat mit marinierten grünen Bohnen
Abendessen: Dinkelspaghetti und Gemüseragout

Tag 4
Frühstück: Reismehlpfannkuchen mit reinem Ahornsirup oder fruchtgesüßter Marmelade
Mittagessen: Putenburger oder Braten und Krautsalat
Abendessen: Hausgemachte Pizza mit gemischtem Salat

Tag 5
Frühstück: 1 Scheibe getoastetes Essener Brot mit 2 Putenfrühstückswürstchen
Mittagessen: Sardinen auf einer Scheibe Essener Brot und Spinatsalat
Abendessen: Putenstreifen, mit Zwiebeln und Gemüse kurz angebraten

---

* Bei uns schwer erhältlich; kann durch Rotbarsch, Rotbarbe oder Dorade ersetzt werden
** Siehe Rezeptteil

Tag 6

Frühstück: Joghurt-Shake aus Vanillejoghurt und gefrorenen Beeren

Mittagessen: Eiersalat auf einem Vollkornbrötchen (weizenfrei) und Krautsalat

Abendessen: Linsen-Reis-Pilaw mit gedünstetem Gemüse

Tag 7

Frühstück: Haferflocken in Sojamilch oder Kuhmilch (1% Fett) gekocht

Mittagessen: Frischer Mozzarella auf Essener Brot mit marinierter Aubergine und einer Scheibe Tomate

Abendessen: Kammmuscheln, in Olivenöl, Knoblauch und Weißwein kurz angebraten, mit Chinagemüse und ½ Tasse Reisnudeln mit Erdnusssoße

Mahlzeiten für die ganze Familie

Im Folgenden finden Sie eine reichhaltige Auswahl köstlicher Gerichte für Familien mit unterschiedlichen Blutgruppen. Die Mahlzeiten können sowohl zum Mittagessen als auch zum Abendessen serviert werden. An Stelle des gemischten grünen Salats kann auch gekochtes Blattgemüse kombiniert werden.

Die nachfolgenden Rezepte sind für alle Blutgruppen geeignet, mit folgenden Ausnahmen:

• Blutgruppe 0 sollte Joghurt und Milchprodukte meiden.

• Blutgruppe B sollte Tofu und Sojaprodukte meiden.

• Blutgruppe A sollte rotes Fleisch meiden.

• Blutgruppe AB und Blutgruppe B sollten Huhn meiden und Lachs nur eingeschränkt verzehren.

Ziehen Sie zur Sicherheit die Lebensmittelkombinationstabellen und Lebensmittellisten für die einzelnen Blutgruppen heran. Verwenden Sie nach Möglichkeit Zutaten aus biologischem Anbau bzw. aus biologischer Tierhaltung. Rezepte für fast alle der nachfolgenden Gerichte finden Sie im nächsten Kapitel.

Folgende Rezepte sind für alle Blutgruppen günstig, sofern nichts anderes angegeben ist:

- Mischsalat oder Bio-Blattgemüse/Sprossen
  - mit Pute und Curry- oder Tamarimayonnaise*
  - mit köstlichem Dill-Ei- oder Thunfischsalat*
  - mit einfachem Putensalat* mit Estragon
  - mit Dosenthunfisch, -lachs oder -sardinen und Zitronen-Knoblauch-Oregano-Dressing*
- Cäsarsalat*, pur oder mit kaltem Puten- oder Hühnerfleisch
- Salat aus Spinat, Champignons und Schafskäse mit Zitronen-Knoblauch-Oregano-Dressing*
- Falscher griechischer Salat*
- Salat aus Rucola und Steinchampignons*
- Kopfsalat und Endiviensalat mit Avocado*
- Gurken-Schafskäse-Salat*
- Kabeljausalat*
- Kalter Tofusalat*
- Spargelsuppe mit Kopfsalat und Chicoréesalat*
- Kalte Gurken-Joghurt-Suppe mit Blattgemüse und Curry-Vinaigrette*
- Linsencremesuppe mit Blattsalat und kalorienarmem Joghurt-Dressing*
- Fantastische Französische Zwiebelsuppe mit Kopfsalat und Endiviensalat*

---

* Siehe Rezeptteil

- Großmutters Gemüse-Hühnersuppe*
- Indisch gewürzte Spinatsuppe mit Blattgemüse und Curry-Vinaigrette*
- Gemüsesuppe nach Mittelmeerart mit Blattsalat und Zitronen-Knoblauch-Oregano-Dressing*
- Mimis Misosuppe mit kalten orientalischen Bohnensprossen*
- Einfache Erbsensuppe (aus halben Erbsen)* und grüner Salat mit kalorienarmem Joghurt-Dressing*
- Brauner Bio-Reis mit pfannengerührtem oder gedämpftem Gemüse nach Wahl, mit Tamari gewürzt
- Linsen mit Spinat* und einem Salat nach Wahl
- Gebackener Reis*
- Omelette mit frischen Kräutern oder leicht gebratenem, geriebenem Gemüse nach Wahl
- Puten-Hot-Dogs und Fenchel-Brokkoli-Salat*
- Gekochter Tofu »orientalisch« und Brokkoli oder Grüne Bohnen »orientalisch«*
- Adeles asiatisches Abenteuer mit Fisch und Gemüse*
- Einfacher gegrillter Fisch mit Cäsarsalat oder Rucola-Steinchampignons-Salat*
- Gegrillter Fisch mit Pfiff und Spinat mit Joghurt*
- Gegrillte Fisch-Kebabs und Grüne Bohnen mit Schalotten*
- Einfacher pochierter Fisch mit Aioli-Soße und gedämpftem Gemüse nach Wahl*
- Gebackener Fisch »Tandoori« mit Gurken-Joghurt-Raita*
- Giovannas gebratener Thunfisch mit Cima di Rapa (Stengelkohl) »italienisch« oder Knoblauchendivie*
- Scharf angebratener Thunfisch mit überbackenem Fenchel*

* Siehe Rezeptteil

- Puten- oder Hühnerschnitzel mit Zitrone* und Brokkoli mit Knoblauch
- Putenbrust mit Knoblauch-Basilikum-Aroma mit überbackenen Zucchini oder überbackenem Fenchel*
- Gegrillte Putensteaks mit Currymayonnaise und Gurken-Joghurt-Raita, Zucchini mit frischen Kräutern*
- Einfaches Grillhuhn (oder Grillpute) mit Cäsarsalat und gedünstetem Spinat mit Knoblauch*
- Mariniertes Grillhuhn (oder Grillpute) und grüne Bohnen mit Schalotten*
- Bohnen-Dip und Rohkost*
- Minestrone mit Cannellinibohnen*
- Grillhuhn (oder -pute) mit Senf und Rucola-Steinchampignons-Salat*
- Grillhuhn (oder -pute) mit Kräutern, Spargel in Estragonsoße oder grüne Bohnen mit Zitrone*
- Gebratene Hühnerbrust mit frischem Rosmarin* und Zucchini mit frischen Kräutern*
- Huhn »Teriyaki« und Brokkoli oder grüne Bohnen »orientalisch«*
- Gebratene Lammkeule mit Kräuterkruste, Blumenkohl mit indischen Gewürzen und würziger Lauch*
- Gegrillte Lammkeule (ohne Knochen), überbackener Fenchel und/oder überbackene Zucchini*
- Gegrilltes Senfsteak oder Steak mit gewürztem Lauch und Rucola-Steinchampignons-Salat*
- Gebratenes Bohnenpüree*, brauner Reis und grüner Salat
- Mung- oder Adzukibohnenpfanne*

* Siehe Rezeptteil

Rezepte

Salate

Einfacher Hühner- oder Putensalat *(2 Portionen)*

2 Tassen gekochtes Huhn oder gekochte Pute, gewürfelt
2 EL einfache Mayonnaise (Rezept auf Seite 112) oder fertige
    Mayonnaise
½ Tasse Staudensellerie, fein gehackt
1 EL fein gehackte Zwiebel oder Schalotten

Alle Zutaten vermischen und mit einem gemischten grünen Salat, Sprossen und einem Dressing nach Wahl servieren. Dieser Salat kann mit anderen Arten von Mayonnaise (zum Beispiel in den Geschmacksrichtungen Curry, Estragon oder Tamari) variiert werden.

Köstlicher Dill-Ei- oder -Thunfischsalat *(1 Portion)*

2 hart gekochte Eier oder 1 Dose weißer Thunfisch, abgetropft
½ EL einfache Mayonnaise (Rezept auf Seite 112) oder fertige
    Mayonnaise
½ TL fein gehackter frischer Dill oder ¼ TL getrockneter Dill
¼ Tasse Staudensellerie, fein gehackt
2 TL fein gehackte Zwiebel
Meersalz und Pfeffer

Die hart gekochten Eier hacken oder den abgetropften Thunfisch zerteilen, alle anderen Zutaten hinzufügen.

Auf Bio-Mischsalat mit Sprossen und einem Dressing nach Wahl anrichten.

❖ *Variation:* Wahlweise kann den gekochten Eiern statt fein gehacktem Dill auch Currymayonnaise (Rezept auf Seite 113) hinzugefügt werden.

Falscher griechischer Salat *(1 Portion)*

1 Tasse Bio-Mischsalat
½ Tasse frischer Schafskäse (Feta)
Kleine Hand voll Kleesprossen
2 EL Zwiebeln, in dünne Ringe geschnitten
Zitronen-Knoblauch-Oregano-Dressing (Rezept auf Seite 113)

Den Salat vorbereiten und den Feta darüber zerbröseln. Sprossen und Zwiebeln darauf legen. Dressing darüber träufeln.

❖ *Variation:* Statt des Schafskäses kann auch eine Dose weißer Thunfisch (zerteilt) darüber gegeben werden. Der Thunfisch schmeckt mit dem angegebenen Dressing besonders lecker.

Salat aus Spinat, Champignons und Schafskäse *(1 Portion)*

250 g frischer Spinat
12 Champignonköpfe, in dünne Scheiben geschnitten
Zwiebel, in Ringe geschnitten, Menge nach Belieben
250 g frischer Schafskäse, zerbröselt
Zitronen-Knoblauch-Oregano-Dressing (Rezept auf Seite 113)

Spinat gründlich waschen, in mundgerechte Stücke zerrupfen und trockenschleudern. Die dünn geschnittenen Champignons und die Zwiebelringe vorsichtig untermischen. Schafskäse darauf geben und Dressing darüber träufeln.

Cäsarsalat *(2–4 Portionen)*

3 oder 4 Romana-Salatherzen (Bio-Qualität)
Cäsarsalat-Dressing (Rezept auf Seite 115)
¼ Tasse frisch geriebener Romanokäse

Romana-Salat in mundgerechte Stücke schneiden, waschen und trockenschleudern. Dressing langsam darüber träufeln und vorsichtig unterheben. Geriebenen Romanokäse hinzufügen und gründlich vermengen. Sofort servieren.
Das Rezept ergibt etwa vier Beilagensalate oder zwei Salate als Hauptgericht.
❖ *Variation:* Eine sättigendere Mahlzeit erhält man, wenn man kalte Hühner- oder Putenstreifen hinzufügt. Cäsarsalat ist eine ausgezeichnete Beilage zu frischem gegrilltem Thunfischsteak oder Lachsfilet.

Rucola-Steinchampignons-Salat *(2 Portionen)*

1 großer Bund Rucola (Bio-Qualität)
3 mittelgroße Steinchampignons
1 EL Traubenkernöl oder Bio-Olivenöl, extra vergine
Meersalz und frisch gemahlener Pfeffer
2 EL Bio-Olivenöl, extra vergine, evtl. 1 TL Reisessig

Rucola waschen und trockenschleudern und bis zum Gebrauch kühlen, damit sie knackig bleibt. Die Steinchampignons in ca. 6 mm dicke Scheiben schneiden und in Öl andünsten, bis sie auf beiden Seiten eine goldbraune Farbe haben. Die verwendete Pfanne sollte so groß sein, dass alle Pilzscheiben in einer Schicht nebeneinander Platz finden. Die Champignons vom Herd nehmen und abkühlen lassen. Mit Meersalz und Pfeffer würzen.

Für das Dressing Olivenöl, Reisessig, Meersalz und Pfeffer in einem dicht verschließbaren Gefäß vermengen. Rucola auf einem Teller anrichten und die Pilze darauf geben. Das Dressing langsam darüber träufeln.

Dieser Salat passt besonders gut zu Bio-Lammscheiben oder Steak. Er eignet sich auch hervorragend als Beilage zu gegrilltem Lachs. Nicht verbrauchtes Dressing im Kühlschrank aufbewahren.

Kopfsalat mit Chicorée *(1 Portion)*

2 St. Kopfsalat
3 kleine Chicoréestauden
Senf-Vinaigrette (Rezept auf Seite 116)

Kopfsalat in mundgerechte Stücke zerteilen, waschen und trockenschleudern. Den bitteren Strunk aus den Chicoréestauden entfernen. Chicorée quer in ca. 1 cm dicke Streifen schneiden. Kopfsalat und Chicorée mischen. Das Dressing langsam über den Salat träufeln und vorsichtig untermengen.

Dieser leichte Salat ist eine ausgezeichnete Beilage zu gegrilltem Fisch oder rotem Bio-Fleisch.

Gurken-Schafskäse-Salat *(4 Portionen)*

5 oder 6 kleine Gurken
1 kleine Zwiebel, in Ringe geschnitten
Meersalz und frisch gemahlener Pfeffer
Je 3 EL frische Minze, Petersilie und Schnittlauch, gehackt
250 g frischer Feta, zerbröselt
2 EL Bio-Olivenöl, extra vergine
1 EL Reisweinessig

Die Gurken schälen und in dünne Scheiben schneiden. Die Scheiben in eine Schüssel legen und mindestens 30 Minuten kühlen. Die Zwiebel schälen und in dünne Ringe schneiden. Die Zwiebelringe in eine Schüssel legen, mit kaltem Wasser bedecken und 30 Minuten kühlen. Unmittelbar vor Gebrauch die Zwiebeln abtropfen lassen und trockentupfen und mit den Gurkenscheiben auf einer Platte anrichten. Mit Meersalz, frisch gemahlenem Pfeffer und den fein gehackten Kräutern abschmecken. Den Feta darüber bröseln. Olivenöl und Essig verrühren und gleichmäßig über den Salat gießen.

Kabeljausalat *(4 Portionen)*

1,2 kg Kabeljaufilet
1 Bund Koriandergrün, fein gehackt
3 EL frische Minze, fein gehackt
2 EL frischer Schnittlauch, fein gehackt
3 mittelgroße Knoblauchzehen, fein gehackt
Meersalz und frisch gemahlener Pfeffer
¼ TL gemahlener Cumin (Kreuzkümmel)

Saft von 2 großen Zitronen
2 EL Bio-Olivenöl, extra vergine
1 Kopfsalat

Backofen auf 190 Grad vorheizen. Die Filets abspülen und trockentupfen, dann ca. 8 Minuten backen (oder bis sie weiß sind und mit der Gabel leicht Stücke abgeteilt werden können). Aus dem Backofen nehmen und abkühlen lassen. Den Kabeljau in eine große Schüssel legen. In einem extra Gefäß die übrigen Zutaten, bis auf den Kopfsalat, mischen. Die Hälfte der gehackten Kräuter abnehmen und mit dem Kabeljau vermengen. Bedecken und kühlen. Die Kopfsalatblätter abzupfen, waschen und trockenschleudern. Gleich viele Salatblätter auf vier Tellern anrichten. Die Fischmischung aus dem Kühlschrank nehmen und die restliche Kräuter-Gewürz-Mischung dazugeben. Nach Geschmack mit Meersalz und Pfeffer nachwürzen. Sofort servieren.

Kalter Tofusalat *(3 Portionen)*

500 g fester Bio-Tofu
4 Tassen frische Bohnensprossen oder eine
100-g-Packung Zuckererbsenkeimlinge
Shiitake-Sesam-Vinaigrette
zum Garnieren ¼ Tasse Schalottengrün, fein geschnitten

Tofu abtropfen lassen und trockentupfen. In 1 cm große Würfel schneiden. Bohnensprossen mit dem Tofu in ein Gefäß geben. Das Dressing langsam über die Mischung träufeln. Zudecken und vorsichtig schütteln, um die Zutaten gleichmäßig mit dem Dressing zu vermischen. Bis zum Servieren kalt stellen. Der Tofu nimmt so besser das Aroma des Dressings an und macht das Gericht schmackhafter. Vor dem Servieren mit dem Schalottengrün garnieren.

Wenn Sie Zuckererbsenkeimlinge bekommen, den Tofu wie beschrieben vorbereiten, aber erst vor dem Servieren des Salats mit Keimlingen und Dressing mischen und mit Schalottengrün garnieren.

Knoblauch-Endiviensalat *(1–4 Portionen)*

2 Köpfe Endiviensalat, bitterer Innenteil entfernt, gewaschen
6 Knoblauchzehen
2 EL Bio-Olivenöl, extra vergine
Meersalz
frisch gemahlener weißer Pfeffer

Endivienblätter in einer großen Schüssel mit eiskaltem Wasser waschen, dann abtropfen lassen. Großen Topf zu drei Vierteln mit gefiltertem, gesalzenem Wasser füllen. Zum Kochen bringen. Endivienblätter zugeben, dabei darauf achten, dass sie mit Wasser bedeckt sind. Etwa fünf Minuten köcheln und abtropfen lassen. Gegebenenfalls ausdrücken. Knoblauch in dünne Scheiben schneiden. Den großen Topf austrocknen und das Olivenöl bei mittlerer Hitze erwärmen. Knoblauch darin andünsten, bis er gerade zu bräunen beginnt. Endivienblätter hinzufügen. Mit Salz und Pfeffer abschmecken.

Knoblauch-Endiviensalat ist eine ausgezeichnete Beilage zu gegrillter Pute oder Hühnerschnitzel mit Zitrone (Rezept auf Seite 152).

Fenchel-Brokkoli-Salat *(2 Portionen)*

1 mittelgroße Fenchelknolle
2 mittelgroße Bio-Möhren, geschält
6 große Brokkolistiele, geschält
Mohn-Dressing, Meersalz

Den Fenchel längs halbieren. Strunk entfernen. Fenchel, Möhren und Brokkolistiele von Hand oder in der Küchenmaschine reiben. Geriebene Gemüse mit dem Dressing vermengen. Mit Salz abschmecken.
Dieser köstliche Rohkostsalat passt sehr gut zu gegrilltem Bio-Hähnchen.

Salatdressings

Einfache Mayonnaise

Diese Mayonnaise ist leicht und schnell herzustellen und dabei viel gesünder als Fertigmayonnaise aus dem Supermarkt. Wenn Sie in Eile sind, verwenden Sie Rapsölmayonnaise aus dem Reformhaus oder Naturkostladen.

1 Eigelb (Bio-Qualität)
1 Prise Meersalz
½ TL Dijon-Senf oder steingemahlener Senf
$^2/_3$ Tasse (ca. 160 ml) biologisches Olivenöl (extra vergine) oder
    Traubenkernöl
2 TL frisch gepresster Zitronensaft

Eigelb, Salz und Senf in den Mixer geben und etwa 20 Sekunden verquirlen. Bei eingeschaltetem Mixer langsam Oliven- oder Traubenkernöl dazugeben. Die Mischung wird eindicken. Zitronensaft hinzufügen. Im Kühlschrank aufbewahren.

Currymayonnaise

1 EL Currypulver
¼ TL gemahlener Kreuzkümmel
¼ TL gemahlener Koriander
¼ TL Kurkuma
¼ TL Zimt

Alle Gewürze gut vermischen und in eine kleine Streudose geben. Über Mayonnaise streuen und vermischen. Die Gewürzmischung kann zur weiteren Verwendung aufbewahrt werden.

❖ *Variationen:* Für Estragonmayonnaise 1 oder 2 EL frischen Estragon (fein gehackt) oder ½ TL getrockneten Estragon in eine Tasse Mayonnaise rühren.

Für Tamarimayonnaise 2–3 TL Tamari auf eine Tasse Mayonnaise geben.

Zitronen-Knoblauch-Oregano-Dressing

Ein allseits beliebtes Dressing, das einfach herzustellen ist und ganz hervorragend zu Salat aus Spinat, Champignons und Schafskäse (siehe Seite 106) oder einem einfachen grünen Salat mit Feta passt.

Traubenkernöl

Traubenkernöl ist ein Nebenprodukt der Weinherstellung. Wegen seiner Qualität ist es bei europäischen Chefköchen sehr beliebt. Es hat von allen Ölen den höchsten Rauchpunkt und eignet sich daher besonders zum Braten und Dünsten. Es verbrennt auch bei sehr hohen Temperaturen nicht. Jüngere Studien belegen, dass Traubenkernöl bei Menschen mit Herzinfarktrisiko den Cholesterinspiegel senken kann.[16] Traubenkernöl ist eines der wenigen natürlichen Nahrungsmittel, die das HDL-Cholesterin erhöhen. Untersuchungen haben gezeigt, dass mit jedem Prozent Steigerung beim HDL ein drei- bis vierprozentiger Rückgang von Herzerkrankungen einhergeht.[17] Traubenkernöl liefert Vitamin E und essenzielle Fettsäuren. Bei Rezepten, in denen Olivenöl angegeben ist, kann genauso gut Traubenkernöl verwendet werden, das einen weniger intensiven Geschmack und eine leichtere Konsistenz hat als Olivenöl.

Saft einer großen Zitrone
1 mittelgroße Knoblauchzehe, zerdrückt
½ TL getrockneter Oregano
$^1/_3$ Tasse (ca. 80 ml) biologisches Olivenöl (extra vergine) oder
 Traubenkernöl
½ TL Meersalz
frisch gemahlener Pfeffer

Alle Zutaten mischen und gründlich verrühren. In einem geeigneten Behälter bevorraten und vor jedem Zugeben zum Salat gut schütteln. Gekühlt aufbewahren.

Kalorienarmes Joghurt-Dressing

1 EL frisch gepresster Zitronensaft
1 TL Honig
1 TL Dijon-Senf oder steingemahlener Senf
2 Knoblauchzehen, zerdrückt
$^2/_3$ Tasse (ca. 160 ml) fettarmer Bio-Joghurt (natur)
Meersalz
frisch gemahlener Pfeffer

Zitronensaft und Honig gut verrühren. Restliche Zutaten hinzufügen und nochmals gründlich vermengen. Vor Gebrauch mehrere Stunden kühlen.

Cäsarsalat-Dressing

Saft einer großen Zitrone
½ Tube Garnelenpaste
1 große Knoblauchzehe, zerdrückt
1 EL Worcestersoße
½ Tasse biologisches Olivenöl (extra vergine)
  oder Traubenkernöl

Alle Zutaten gut verrühren. In einem gut verschließbaren Behälter aufbewahren und vor jedem Gebrauch gut schütteln. Vorsichtig portionsweise zugeben.
Dieses Rezept ergibt ausreichend Dressing für zwei Packungen Romana-Salatherzen. Gekühlt ist es bis zu drei Tage haltbar.

Curry-Vinaigrette

1 EL Currypulver
¼ TL gemahlener Kreuzkümmel
¼ TL gemahlener Koriander
½ TL Kurkuma
½ TL Zimt
1 Knoblauchzehe, zerdrückt
½ TL frischer Ingwer, geschält und gerieben
1½ EL Zitronensaft
¼ TL Meersalz
6 EL biologisches Olivenöl (extra vergine) oder
   Traubenkernöl

Curry, Kreuzkümmel, Koriander, Kurkuma und Zimt mischen. 2 TL der Gewürzmischung abnehmen und mit Knoblauch, Ingwer, Zitronensaft und Meersalz vermischen. Das Olivenöl unterrühren. Die restliche Gewürzmischung für Mayonnaise oder weitere Dressings aufbewahren.

Senf-Vinaigrette

2 EL Dijon-Senf oder steingemahlener Senf
1 EL kalt gepresster Apfelcidre-Essig
¼ TL Salz
Frisch gemahlener Pfeffer
¼ Tasse (ca. 60 ml) biologisches Olivenöl (extra vergine) oder
   Traubenkernöl
2 EL fein gehackter frischer Estragon oder
   ½ TL getrockneter Estragon

Senf, Essig, Salz und Pfeffer gut verrühren. Oliven- oder Traubenkernöl portionsweise langsam dazugeben, bis das Dressing eingedickt ist. Den Estragon gründlich untermengen.

Dieses Dressing eignet sich hervorragend für Kopfsalat mit Chicorée (siehe Seite 108).

Nicht vergessen: Dressing immer in kleinen Portionen zugeben. Zu viel Dressing kann den Geschmack des Gemüses überdecken und es übersättigen.

Suppen

Spargelsuppe (4 Portionen)

500 Gramm dünner Spargel, harte Enden entfernt
3 EL Bio-Butter oder Bio-Olivenöl (extra vergine)
3 mittelgroße Lauchstangen, nur weißer Teil, geschnitten
½ TL Meersalz
1 EL fein gehackte Petersilie
6 Tassen Gemüsebrühe
Frisch gemahlener Pfeffer
½ TL abgeriebene Zitronenschale

Den Spargel in ca. 2 cm lange Stücke schneiden. Die Butter in einem Topf schmelzen oder das Öl darin erhitzen und den Lauch zugeben. Bei mittlerer Hitze ca. drei Minuten andünsten, dabei gelegentlich umrühren. Spargel, Salz und Petersilie dazugeben. Mit der Gemüsebrühe aufgießen und zum Kochen bringen. Bei geringerer Wärmezufuhr köcheln lassen, bis der Spargel weich ist (etwa sechs Minuten). Abkühlen lassen. Die

Suppe mit dem Stabmixer pürieren, mit Meersalz und frisch gemahlenem Pfeffer abschmecken. Kurz vor dem Servieren die abgeriebene Zitronenschale einrühren.

Kalte Gurken-Joghurt-Suppe *(6 Portionen)*

4 große Gurken
2 Tassen Hühnerbrühe (aus der Dose oder Brühwürfel)
1 kleine Knoblauchzehe
2 EL gehackte Zwiebel
2 Tassen fettarmer Bio-Joghurt (natur)
1 EL Vollreis- oder Bio-Apfelcidre-Essig
Meersalz und frisch gemahlener Pfeffer

Gurken schälen, längs halbieren und die Hälften nochmals halbieren. Samen entfernen und den Rest in große Würfel schneiden. Die Hälfte der Gurken und der Brühe mit dem Knoblauch und den Zwiebeln in den Mixer geben und pürieren. Die Mischung in eine große Schüssel geben. Restliche Gurke und Brühe pürieren und zugeben. Joghurt, Essig, Salz und Pfeffer hinzufügen und glattrühren. Mindestens vier Stunden (am besten über Nacht) kühl stellen.

Linsencremesuppe *(6 Portionen)*

1 EL Bio-Olivenöl (extra vergine)
1 große Zwiebel, fein gehackt
2 mittelgroße Knoblauchzehen, zerdrückt
2 Selleriestängel, gehackt

2 Tassen Linsen, gewaschen
8 Tassen Wasser, wenn möglich gefiltert
1 Lorbeerblatt
Meersalz und frisch gemahlener Pfeffer
1½ TL gemahlener Kreuzkümmel

Öl in einem Topf erhitzen und Zwiebel, Knoblauch und Sellerie andünsten. Linsen, Wasser und Lorbeerblatt hinzufügen. Zum Kochen bringen, zudecken und etwa 45 Minuten köcheln lassen, bis die Linsen weich sind. Salz, Pfeffer und Kreuzkümmel hinzufügen. Weitere zehn Minuten köcheln lassen. Das Lorbeerblatt herausnehmen und die Suppe abkühlen lassen; anschließend mit dem Stabmixer pürieren. Kurz vor dem Servieren wieder erwärmen.
Um eine sämigere Konsistenz zu erreichen, die Suppe ohne Deckel etwas länger köcheln lassen.

Fantastische Französische Zwiebelsuppe (6 Portionen)

Ca. 1200 g Zwiebeln, in dünne Ringe geschnitten
2 EL kalt gepresstes Traubenkern- oder Olivenöl
1 EL Bio-Butter oder nicht hydrogenierte Rapsölmargarine
½ TL Senfpulver
5 Tassen Hühnerbrühe*
5 Tassen Rinderbrühe*
½ TL getrockneter Salbei
1 Lorbeerblatt
¼ Tasse (ca. 60 ml) trockener Weißwein

* Hühner- und Rinderbrühe sind für alle Blutgruppen geeignet.

Die Zwiebeln in Öl und Butter bei mittlerer Hitze etwa 30 Minuten dünsten. Senfpulver einrühren und weitere 30 Minuten dünsten. Gelegentlich umrühren, damit die Zwiebeln nicht anhängen. Die restlichen Zutaten zugeben und 45 Minuten köcheln lassen.

Nach ein oder zwei Tagen schmeckt diese Suppe sogar noch besser.

Großmutters Gemüse-Hühnersuppe (6 Portionen)

1 großes Bio-Brathähnchen
8 Tassen Wasser, nach Möglichkeit gefiltert
1 mittelgroße Zwiebel
1 EL Meersalz
¼ TL weißer Pfeffer
2 Pastinaken
3 Bio-Möhren
1 mittelgroße Mairübe
4 Bio-Selleriestängel
4 Zweige frische Petersilie
4 Zweige frischer Dill

Huhn gründlich waschen und zusammen mit Wasser, der Zwiebel, Salz und Pfeffer in einen großen Topf geben. Zum Kochen bringen. Den Schaum regelmäßig abschöpfen. In der Zwischenzeit Pastinaken, Möhren und Mairübe schälen, Sellerie waschen und alles in mundgerechte Stücke schneiden. Das Huhn bei mittlerer Hitze etwa 30 Minuten köcheln, dann Gemüse, Petersilie und Dill zugeben. Abschmecken, ob noch mehr Salz erforderlich ist. Etwa weitere 45 Minuten köcheln lassen, bis sich das Fleisch leicht ablösen lässt. Huhn mit der Zwiebel, Dill und Petersilie aus dem Topf nehmen. Zwiebel, Dill und Petersilie entsorgen. Die Brühe über Nacht in den Kühlschrank stellen. Vor dem erneuten Erwärmen das Fett, das sich oben abgesetzt hat, abnehmen.

Aus dem gekochten Huhn kann ein Hühnersalat zubereitet werden.

Indisch gewürzte Spinatsuppe (4 Portionen)

2 EL Bio-Butter
1 große Zwiebel, in Ringe geschnitten
3 große Knoblauchzehen, fein gehackt
3 EL brauner Reis oder weißer Basmatireis
½ TL Meersalz
½ TL gemahlene Nelken
½ TL gemahlener Kreuzkümmel
1 Messerspitze geriebene Muskatnuss
7 Tassen Gemüsebrühe
750 g frischer Spinat, entstielt, gewaschen
abgeriebene Schale und Saft einer Zitrone
frisch gemahlener Pfeffer

In einem großen Topf Butter schmelzen und Zwiebelringe, Knoblauch, Reis und Salz andünsten. Etwa fünf Minuten bei mittlerer Hitze garen. Nelken, Kreuzkümmel und Muskatnuss hinzufügen. Weitere fünf Minuten dünsten, dabei gelegentlich umrühren. Eineinhalb Tassen Gemüsebrühe aufgießen und zehn Minuten köcheln lassen. Spinatblätter hinzufügen und mitkochen, bis sie weich werden. Restliche Brühe hinzufügen. Zum Kochen bringen und fünf Minuten köcheln lassen. Suppe abkühlen lassen, mit dem Stabmixer pürieren. Abgeriebene Zitronenschale einrühren. Mit Zitronensaft, Meersalz und frisch gemahlenem Pfeffer abschmecken.

Gemüsesuppe nach Mittelmeerart (4 Portionen)

2 EL (oder etwas weniger) Bio-Olivenöl, extra vergine
5 kleine Lauchstangen, nur weißer Teil, in ca. 1 cm dicke
   Scheiben geschnitten
4 Selleriestängel, gewürfelt
1 EL frisch gepresster Zitronensaft
1 TL Meersalz
6 Tassen Wasser, nach Möglichkeit gefiltert
1 Tasse grüne Erbsen
1 Tasse Romana-Salat, zerpflückt
1 kleiner Bund frischer Spinat, entstielt
Meersalz nach Geschmack
1 EL frische Petersilie, fein gehackt
1 EL frische Minze, fein gehackt

In einem großen Topf das Öl erhitzen, Lauch, Sellerie, Zitronensaft und Salz hinzufügen. Zudecken und bei mittlerer Hitze ca. 15 Minuten köcheln lassen. Gelegentlich umrühren, damit die Gemüse nicht anhängen. Wasser, Erbsen, Salat und Spinat hinzufügen. Weitere zehn Minuten köcheln lassen, bis die Gemüse weich sind. Die Suppe abkühlen lassen und mit dem Stabmixer pürieren. Mit Meersalz abschmecken. Kurz vor dem Servieren Petersilie und Minze zugeben.

Mimis Misosuppe (4 Portionen)

800 ml salzarme Hühnerbrühe oder gefiltertes Wasser
4 EL traditioneller roter Miso (Sojabohnenpaste) in Bio-Qualität
½ Packung weicher Bio-Tofu, in ca. 1 cm große Würfel
    geschnitten
1 Packung Lilienblütenpilze (Enoki)
¼ Tasse Schalottengrün, in dünne Ringe geschnitten

Die Brühe bis kurz vor dem Siedepunkt erhitzen. ½ Tasse Brühe abnehmen und mit dem Miso vermischen. Die Mischung langsam zur restlichen Brühe hinzufügen. Gut verrühren und Tofu, Pilze und Schalotten zugeben. Sofort servieren.

Einfache Erbsensuppe aus halben Erbsen (4 Portionen)

2 Tassen grüne halbe Erbsen (Bio-Qualität)
8 Tassen kaltes, gefiltertes Wasser
1 mittelgroße gelbe Zwiebel
1 Knoblauchzehe, geschnitten
2 Lorbeerblätter
2 TL Meersalz, weißer Pfeffer
3 mittelgroße Bio-Möhren
4 Bio-Selleriestängel
½ Tasse trockener Weißwein

Halbe Erbsen, Wasser, ganze Zwiebel, Knoblauch, Lorbeerblätter, Meersalz und weißen Pfeffer in einem großen Topf aufsetzen und bei mittlerer Hitze kochen. Öfter umrühren, um ein Anhängen zu verhindern. In der Zwischenzeit die Möhren schälen und in ca. 1 cm dicke Scheiben schneiden. Sellerie waschen und in ca. 1 cm dicke Stücke würfeln. Wenn die Suppe zu kochen beginnt, den Schaum an der Oberfläche abschöpfen. Dann den Wein, die Möhren und den Sellerie zugeben. Die Suppe etwa eine Stunde (oder bis die Erbsen weich sind) bei geringer Hitzezufuhr köcheln lassen. Öfter umrühren. Ganze Zwiebel und Lorbeerblätter herausnehmen und die Suppe mit Meersalz und Pfeffer abschmecken. Sollte sie zu dick sein, etwas Wasser hinzufügen.

Diese Suppe kann auch püriert werden.

Gemüse

Marinierter kalter Spargel (4 Portionen)

500 Gramm Spargel, harte Enden entfernt
¼ Tasse (ca. 60 ml) Zitronen-Knoblauch-Oregano-Dressing
   (Rezept auf Seite 113)
Meersalz und frisch gemahlener Pfeffer

Den Spargel zwei bis fünf Minuten dämpfen, bis er fast weich ist. Vom Herd nehmen und mit kaltem Wasser abschrecken. Abtropfen lassen und in einem verschlossenen Behälter etwa eine Stunde kalt stellen. Dressing über die Spargel geben und bis zum Servieren weiter im Kühlschrank aufbewahren. Vor dem Servieren vorsichtig mit dem Dressing vermengen. Mit Salz und Pfeffer abschmecken.

Dies ist eine köstliche Beilage zu gegrilltem Fisch oder rotem Fleisch.

Spargel in Estragonsoße (4 Portionen als Beilage)

500 Gramm Spargel, harte Enden entfernt
1 TL Bio-Olivenöl, extra vergine
Grüne Enden von 3 Schalotten, in ca. ½ cm breite Ringe
  geschnitten
1 EL frischer Estragon, fein gehackt
Meersalz
1 EL Zitronensaft
2 EL Wasser

Den Spargel zwei bis fünf Minuten dämpfen, bis er fast weich
ist. Vom Herd nehmen und mit kaltem Wasser abspülen. Abtropfen lassen und auf einer Platte anrichten. Das Olivenöl in
einer kleinen Pfanne erhitzen und die Schalotten etwa eine
Minute andünsten. Estragon, Meersalz, Zitronensaft und Wasser hinzufügen. Bei mittlerer Hitze eine weitere Minute dünsten. Gleichmäßig über dem Spargel verteilen und sofort servieren.

Kalte orientalische Bohnensprossen (3–4 Portionen als Beilage)

¼ Tasse Shiitake-Sesam-Vinaigrette
500 g Bohnensprossen

Das Dressing über die Sprossen träufeln und gut vermengen.
Falls nötig, mehr Dressing zugeben, aber nicht zu viel. Vor
dem Servieren zwei Stunden kühlen.
Dies ist eine ausgezeichnete Beilage zu Teriyaki-Huhn (Rezept
auf Seite 160) oder Lachs.

Brokkoli oder grüne Bohnen »orientalisch« (2–4 Portionen)

4 Tassen frische Brokkoliröschen oder frische grüne Bohnen
   (Bio-Qualität), geputzt
1 EL kalt gepresstes Traubenkern- oder Olivenöl
1 TL frischer Knoblauch, fein gehackt
1 TL frischer Ingwer, fein gehackt
1 EL weizenfreie Sojasoße (Tamari)

Brokkoli oder grüne Bohnen kochen oder dämpfen, sodass sie noch bissfest sind. Unter kaltem Wasser abschrecken und abtropfen lassen. In einer beschichteten Bratpfanne das Öl erhitzen. Knoblauch und Ingwer hineingeben und ständig rühren. Nicht braun werden lassen. Brokkoli oder grüne Bohnen hinzufügen und mit Knoblauch und Ingwer vermengen. Schnell pfannenrühren. Tamari über das Gemüse geben und vermischen. Sofort servieren.

Dies ist eine köstliche Beilage zu Lachs, Huhn oder Lamm.

❖ *Variation:* Diese Gemüse können auch mit Tofu serviert werden. Beim Andünsten von Ingwer und Knoblauch einfach Tofuwürfel zugeben. Die Gemüse können auch auf braunem Reis angerichtet werden.

Cima di Rapa (Stengelkohl) auf italienische Art
(1–3 Portionen)

1 EL Bio-Olivenöl, extra vergine
3 TL Knoblauch, fein gehackt
500 g Stengelkohl, gewaschen und in ca. 7 cm lange Stücke
   geschnitten

¼ Tasse (ca. 60 ml) Weißwein oder Hühnerbrühe
Meersalz
frisch gemahlener Pfeffer

Olivenöl in einer beschichteten Pfanne erhitzen. Vom Herd nehmen und den Knoblauch 30 Sekunden lang einrühren. Stengelkohl hinzufügen und bei mittlerer Hitze etwa eine Minute andünsten. Mit Wein oder Brühe aufgießen und ohne Deckel etwa fünf Minuten köcheln lassen. Mit Salz und Pfeffer abschmecken, zudecken und köcheln lassen, bis der Kohl weich ist. Zum Servieren den Stengelkohl mit der Kochflüssigkeit in eine Schüssel geben (als Gemüsebeilage), auf braunem Reis anrichten (als stärkehaltige Mahlzeit) oder zu Fisch reichen (als proteinhaltige Mahlzeit).

Blumenkohl mit indischen Gewürzen (2–4 Portionen)

1 mittelgroßer Blumenkohl
1 EL Traubenkernöl
1 EL frischer Ingwer, fein gehackt
1½ TL gemahlener Kreuzkümmel
½ TL Kurkuma
¼ Tasse (ca. 60 ml) und 2 EL gefiltertes Wasser
Meersalz
frisch gemahlener Pfeffer

Blumenkohl in Röschen zerteilen, waschen und abtropfen lassen. Drei Minuten lang kochen oder dämpfen. Abtropfen lassen. Öl bei geringer Hitze in einer großen Pfanne erwärmen. Ingwer bei mittlerer Hitze etwa 30 Sekunden anbraten. Wärme reduzieren und Kreuzkümmel und Kurkuma mit dem Ingwer vermischen. Blumenkohlröschen zugeben und gleichmäßig mit der Gewürzmischung bedecken. Zwei Esslöffel Wasser, Salz und Pfeffer zugeben und verrühren. Wenn das Wasser verdampft ist, das restliche Wasser aufgießen, zudecken und köcheln lassen, bis der Blumenkohl weich ist. Mit Salz und Pfeffer abschmecken.

Dieses Gericht eignet sich hervorragend als Beilage zu Lamm oder Basmatireis.

Gurken-Joghurt-Raita *(3–4 Portionen)*

3 mittelgroße Gurken
½ TL Knoblauch, fein gehackt
1½ Tassen fettarmer Bio-Joghurt (natur)
1 TL Traubenkernöl
½ TL gemahlener Kreuzkümmel
Meersalz
1 Msp. weißer Pfeffer

Gurken längs vierteln und Kerne entfernen. Das Fleisch fein reiben und zum Abtropfen in ein mit Küchenkrepp ausgeschlagenes Sieb geben. In einer Schüssel Gurken, Knoblauch, Joghurt, Öl und Kreuzkümmel vermengen. Mit Meersalz abschmecken. Pfeffer zugeben. Vor dem Servieren mindestens eine Stunde kalt stellen.

Überbackener Fenchel (4–6 Portionen)

3 mittelgroße Fenchelknollen
1 Tasse gefiltertes Wasser
1 EL Bio-Süßbutter
¼ TL geriebene Muskatnuss
Meersalz und frisch gemahlener Pfeffer
fein geriebener Romanokäse

Backofen auf 190 Grad vorheizen. Stängel und Grün oben an der Fenchelknolle abschneiden. Unansehnliche äußere Blätter entfernen. Die Knollen quer halbieren. In einem großen Topf, in den alle Fenchelknollen hineinpassen, gesalzenes gefiltertes Wasser erhitzen. Die Fenchelknollen zehn Minuten darin köcheln. Abtropfen lassen. Die Butter schmelzen und eine feuerfeste Form damit einpinseln. Den Fenchel hineinlegen und mit der restlichen Butter bepinseln. Alle Knollenhälften gleichmäßig mit Muskatnuss, Salz, Pfeffer und schließlich dem Romano bestreuen. Goldbraun überbacken.
Dieses Gemüsegericht schmeckt hervorragend zu Putenbrust mit Knoblauch- und Basilikumaroma (Rezept auf Seite 153).

Würziger Lauch (3–4 Portionen)

4 mittelgroße Lauchstangen
1½ Tassen Salzwasser
1 EL Bio-Süßbutter
1 Msp. geriebene Muskatnuss
Meersalz und frisch gemahlener Pfeffer

Wurzeln und grüne Blätter der Lauchstangen entfernen. Lauchstangen längs halbieren. Gründlich waschen und abtropfen lassen. Lauch in einem Topf mit geschlossenem Deckel in gefiltertem Salzwasser weich kochen. In einem Sieb gründlich abtropfen lassen. Topf austrocknen und die Butter darin schmelzen. Nicht braun werden lassen. Lauch hinzugeben. Mit Muskatnuss, Salz und Pfeffer bestreuen. Eine Minute lang bei mittlerer Hitze andünsten und Gewürze untermengen.

Lauch verstärkt den Geschmack von Lachs-, Thunfisch-, Lamm-, Rind- und Hühnergerichten.

Grüne Bohnen mit Schalotten oder Zitrone (4 Portionen)

500 g frische grüne Bohnen (Bio-Qualität)
1 EL Bio-Süßbutter
2 EL Schalotten, fein gehackt, oder Saft einer halben Zitrone
Meersalz und frisch gemahlener Pfeffer

Die Enden der grünen Bohnen abschneiden. Waschen und abtropfen lassen. Bohnen dämpfen oder in kochendem Wasser blanchieren, bis sie weich oder bissfest sind. Mit kaltem Wasser abspülen und abtropfen lassen. Den zum Kochen der Bohnen verwendeten Topf austrocknen und die Butter darin schmelzen. Die Schalotten hineingeben und eine Minute bei mittlerer Hitze andünsten. Die grünen Bohnen hinzufügen und eine weitere Minute dünsten, so dass sie gut mit Butter und Schalotten vermengt sind. Mit Salz und Pfeffer abschmecken. Sofort servieren.

Dieses Gemüsegericht passt gut zu gegrilltem frischem Thunfisch, Huhn- oder Putengerichten.

Gedünsteter Spinat mit Knoblauch (2–4 Portionen)

1 EL kalt gepresstes Traubenkernöl
2 oder 3 Knoblauchzehen, in dünne Scheiben geschnitten
500 g frischer Bio-Spinat, entstielt, gewaschen
Meersalz und frisch gemahlener Pfeffer

Das Öl bei mittlerer Hitze erwärmen. Knoblauch zugeben und andünsten, bis er fast braun ist. Spinat hinzufügen und vorsichtig wenden, bis er weich ist. Sofort servieren (zu gegrilltem Fisch oder Huhn).

Spinat mit Joghurt (2–4 Portionen)

500 g frischer Bio-Spinat, entstielt, gewaschen
½ Tasse fettarmer Bio-Joghurt (natur)
Saft einer Zitrone
1 Knoblauchzehe, zerdrückt
Meersalz und frisch gemahlener Pfeffer

Den Spinat mit dem noch anhaftenden Wasser in einer beschichteten Pfanne bei mittlerer Hitze andünsten. Abtropfen lassen und Flüssigkeit ausdrücken. Auf einem Schneidebrett fein hacken. Joghurt, Zitronensaft und Knoblauch zugeben und vermengen. Mit Meersalz und frisch gemahlenem Pfeffer abschmecken. Vor dem Servieren mindestens eine Stunde kalt stellen.
Dieses erfrischende Gericht kann als Gemüsemahlzeit oder zu Lamm gegessen werden.

Überbackene Zucchini *(2–4 Portionen)*

2 mittelgroße Zucchini
½ EL geschmolzene Bio-Süßbutter
Meersalz und frisch gemahlener Pfeffer
¼ TL Knoblauchpulver
¼ TL süßes Paprikapulver
1 EL Romanokäse

Backofen auf 190 Grad vorheizen. Zucchini längs halbieren, nebeneinander in eine feuerfeste Form legen und vollständig mit der geschmolzenen Butter bepinseln. Gleichmäßig mit Salz, Pfeffer, Knoblauchpulver und Paprikapulver bestreuen. Jedes Zucchinistück gleichmäßig mit geriebenem Romano bestreuen. Etwa 45 Minuten überbacken (oder bis die Oberfläche goldbraun ist).
Zu Schwertfisch, Huhn, Pute, Rind oder Lamm servieren.

Zucchini mit frischen Kräutern *(1–4 Portionen)*

500 g mittelgroße Zucchini
1 EL Bio-Olivenöl, extra vergine
Meersalz und frisch gemahlener Pfeffer
1 EL Bio-Butter
1½ TL Knoblauch, fein gehackt
je 1 EL frische Petersilie, Schnittlauch, Dill, Estragon und
    Basilikum, fein gehackt

Zucchini waschen und trockentupfen, Enden abschneiden. In etwa ½ cm dicke Scheiben schneiden. Olivenöl in einer Pfanne erhitzen und die Zucchinischeiben hinzufügen. Bei starker Hitze etwa fünf Minuten anbraten, dabei die Scheiben vorsichtig wenden. Salz und Pfeffer zugeben. In einem Sieb abtropfen lassen. In derselben Pfanne die Butter schmelzen. Die Zucchini in die Pfanne zurückgeben, Knoblauch und Kräuter gleichmäßig darüber verteilen. Vermengen und sofort servieren.

Dieses köstliche Gemüsegericht schmeckt hervorragend zu braunem Reis oder Fisch.

Gedämpftes Blattgemüse

Im Supermarkt ist eine ganze Reihe von Blattgemüsen wie Grünkohl, Spinat und Mangold erhältlich. Diese Blätter können gedämpft werden, bis sie weich sind. Gehackt und auf braunem Reis angerichtet, ergeben die gekochten Blattgemüse eine sättigende Mahlzeit. Wählen Sie die Gemüse nach Ihrem eigenen Geschmack aus. Senfblätter sind beispielsweise sehr würzig, Mangold ist eher milder. Mit etwas Olivenöl beträufeln, Knoblauch oder ein schmackhaftes Dressing (wie zum Beispiel Sesam-Knoblauch-Dressing) dazugeben, und Sie erhalten einen überirdisch guten Geschmack.

Hülsenfrüchte, Tofu und Getreide

Linsen mit Spinat *(1–2 Portionen)*

Dies ist eine ausgezeichnete vegetarische Proteinmahlzeit.

1¹/₃ Tassen Linsen
3 Tassen gefiltertes Wasser
3 mittelgroße Knoblauchzehen, fein gehackt
1 kleine Zwiebel, gehackt
1 Lorbeerblatt
Meersalz und frisch gemahlener Pfeffer
500 g frischer Bio-Spinat
½ TL gemahlener Koriander
1 TL gemahlener Kreuzkümmel

Linsen waschen und verlesen (Steine und unförmige Linsen entfernen). Linsen, Wasser, zwei Drittel der gehackten Knoblauchzehen, die gehackte Zwiebel und das Lorbeerblatt in einen großen Topf geben. Zum Kochen bringen. Hitze reduzieren und zudecken. Meersalz und frisch gemahlenen Pfeffer zugeben. Etwa 30 Minuten (oder bis die Linsen weich sind) köcheln lassen. In der Zwischenzeit den Spinat putzen und waschen. In einer großen Pfanne mit dem noch anhaftenden Wasser kurz andünsten. Abtropfen lassen und Flüssigkeit ausdrücken. Spinat hacken und in die Pfanne zurückgeben. Linsen abtropfen lassen, dabei etwa eine Tasse Flüssigkeit zurückbehalten. Lorbeerblatt entfernen. Linsen mit gehacktem Spinat vermengen. Etwas von der Kochflüssigkeit, Koriander, Kreuzkümmel und den restlichen gehackten Knoblauch hinzugeben. Mit Salz und Pfeffer nochmals abschmecken. Bei mittlerer Hitze etwa fünf Minuten lang zusammen erwärmen und sofort servieren.

Gebratenes Bohnenpüree (4 Portionen)

2 kleine Zwiebeln, gehackt
2 Knoblauchzehen, fein gehackt
2 EL Bio-Olivenöl, extra vergine
2 Tassen gekochte Schwarz-, Pinto- oder Kidneybohnen
Meersalz
Cayennepfeffer nach Geschmack

Zwiebeln und Knoblauch im Olivenöl andünsten, Bohnen hinzufügen und gut zerdrücken. Gelegentlich umrühren. Mit Salz und eventuell Cayennepfeffer abschmecken. Anbraten, bis sich eine leichte Kruste bildet.
Mit Gemüse nach Wahl servieren.

Mung- oder Adzukibohnenpfanne (2–3 Portionen)

1 EL Bio-Olivenöl, extra vergine
½ TL schwarze Senfsamen (nach Wahl)
1 große Zwiebel, gehackt
½ TL Kurkuma
1 TL gemahlener Kreuzkümmel
1½ TL gemahlener Koriander
1 mittelgroße Mairübe, geviertelt
1 Tasse (etwa 2 große) Steinchampignons, geschnitten

1 Tasse gekochte Mung- oder Adzukibohnen
¼ Tasse gefiltertes Wasser oder Brühe
Meersalz

In einer großen Pfanne das Öl erhitzen; nach Geschmack die Senfsamen zugeben. Sobald sie aufzuspringen beginnen, gehackte Zwiebel zugeben und leicht bräunen. Dann Kurkuma, Kreuzkümmel, Koriander, Mairübe und Steinchampignons hinzufügen und weich dünsten. Die Hälfte der gekochten Bohnen in die Pfanne geben und gut umrühren. Zum Schluss Wasser und die restlichen Bohnen hinzufügen und verrühren. Mit Salz abschmecken und bei geringer Hitze fünf bis zehn Minuten köcheln lassen.
Auf Reis oder anderem Getreide mit Blattgemüse anrichten.

Minestrone mit Pinto- oder Cannellinibohnen (6 Portionen)

1 EL Olivenöl, extra vergine, oder Traubenkernöl
500 g Lauch (nur weißer Teil), gewürfelt
1 Tasse Möhren, gewürfelt
1 EL gefiltertes Wasser
6 Tassen Bio-Gemüsebrühe
½ Tasse Dinkel- oder Reispasta (Muscheln oder Hörnchen)
1 EL frische Petersilie, gehackt
1 EL frisches Basilikum, gehackt
2 Frühlingszwiebeln, grob gehackt
4 Knoblauchzehen, fein gehackt
1500-g-Dose Pinto- oder Cannellinibohnen
1 Tasse frische grüne Bohnen, geschnitten
1 Tasse Zucchini, gewürfelt

1 Tasse Tiefkühlerbsen (Bio-Qualität)
2 Tassen Spargel, diagonal geschnitten
Meersalz und frisch gemahlener Pfeffer

In einem großen Topf Öl bei mittlerer Hitze erwärmen. Lauch, Möhren und Wasser zugeben, zugedeckt weich dünsten. Öfter prüfen und nicht bräunen lassen. Mit der Brühe aufgießen und zum Kochen bringen. Pasta hinzufügen und kochen lassen, bis sie fast weich sind, gelegentlich umrühren. In einem Schälchen Petersilie, Basilikum, Frühlingszwiebeln und Knoblauch vermengen. In die köchelnde Suppe einrühren. Zum Schluss Bohnen, grüne Bohnen, Zucchini, Tiefkühlerbsen und Spargel zugeben. Weitere fünf Minuten kochen. Mit Salz und Pfeffer abschmecken und sofort servieren.

Bohnen-Dip und Rohkost *(ergibt 1¼ Tassen Dip)*

1 kleine Knoblauchzehe, geschält
1500-g-Dose Cannellinibohnen, gespült und abgetropft (½ Tasse
    Flüssigkeit zurückbehalten)
¼ Tasse frisches Basilikum
1 EL Bio-Olivenöl, extra vergine
¼ TL getrockneter Rosmarin
¼ TL Meersalz
¼ TL frisch gemahlener Pfeffer
Frisches Gemüse nach Wahl, zum Dippen

Knoblauch, Bohnen, Basilikum, Öl, Rosmarin, Salz und Pfeffer pürieren. In einem geschlossenen Gefäß mindestens eine Stunde kalt stellen. Mit Rohkost servieren.

Cannellinibohnen mit gedünstetem Mangold (4 Portionen)

1 Tasse getrocknete Cannellinibohnen, gespült
4 Tassen kaltes gefiltertes Wasser
1 Lorbeerblatt
2 frische Salbeiblätter
3 EL Bio-Olivenöl, extra vergine
Meersalz und frisch gemahlener Pfeffer
4 große Knoblauchzehen, fein gehackt
6 Tassen Mangold, grob gehackt
1 EL Bio-Apfelcidre-Essig

Bohnen in eine große Schüssel geben und mit kaltem Wasser bedecken. Über Nacht einweichen. Bohnen abtropfen lassen und in einen großen Topf geben. Vier Tassen gefiltertes kaltes Wasser, Lorbeerblatt und Salbei zugeben. Zum Kochen bringen, dann Hitze reduzieren und köcheln lassen, bis die Bohnen weich sind (45–60 Minuten). Lorbeerblatt und Salbeiblätter entfernen und Bohnen gegebenenfalls abtropfen lassen, anschließend mit einer Gabel zerdrücken. Zwei Esslöffel Öl, einen halben Teelöffel Salz, etwas Pfeffer und die Hälfte des Knoblauchs einrühren. Zudecken, um die Bohnen warm zu halten. In einer großen Pfanne das restliche Öl auf mittlerer Hitze erwärmen. Mangold unterheben, mit Salz und Pfeffer bestreuen und umrühren, um ein Anhängen zu verhindern. Den Mangold mit Essig beträufeln. Wenn das Gemüse weich ist, vom Herd nehmen. Die Bohnen auf dem Mangold anrichten.

Bohnentoast mit Rosmarin *(2 Portionen)*

2 ½ TL Bio-Olivenöl, extra vergine
2 kleine Knoblauchzehen, fein gehackt
Meersalz und frisch gemahlener Pfeffer
3 Scheiben Essener Brot, in Dreiecke geschnitten
²/₃ Tasse (ca. 160 ml) Bohnen aus der Dose (nach Wahl), gespült
    und abgetropft
¼ TL frischer Rosmarin, fein gehackt
Evtl. 1 kleine Prise rote Pepperoni (zerdrückt)

Backofen auf 190 Grad vorheizen. In einem Schälchen zwei
Teelöffel des Öls mit der Hälfte des Knoblauchs vermengen.
Mit einer Prise Salz und Pfeffer abschmecken. Die Brotdreiecke
mit dem gewürzten Knoblauchöl bepinseln und mit der geöl-
ten Seite nach unten auf einem Backblech anordnen. Toasten,
bis die Scheiben leicht gebräunt und knusprig sind. In der
Zwischenzeit Bohnen, Rosmarin und zerdrückte Pepperoni
pürieren. Restlichen Knoblauch und einen halben Teelöffel Öl
zugeben. Mit Salz abschmecken und glatt rühren. Das Bohnenpüree auf die geölte Seite der Toastscheiben streichen und
sofort servieren.

Gekochter Tofu »orientalisch« *(3–4 Portionen)*

500 g fester Bio-Tofu
½ Tasse gefiltertes Wasser
1 EL weizenfreie Sojasoße (Tamari)
1 TL frischer Ingwer, gerieben
6 Schalotten mit Grün, dünn geschnitten

2 TL Knoblauch, fein gehackt
500 g frischer Bio-Spinat
Meersalz
frisch gemahlener Pfeffer

Tofu abtropfen lassen und trockentupfen. In ca. 1 cm große
Würfel schneiden. Tofu, Wasser, Tamari, Ingwer, Schalotten
und Knoblauch in einen großen Topf geben. Zum Kochen
bringen. 15 Minuten köcheln lassen. Währenddessen Spinat
waschen und entstielen. In einer großen Pfanne den Spinat in
dem vom Waschen noch anhaftenden Wasser dünsten. Vom
Herd nehmen und abtropfen lassen. Mit Meersalz und Pfeffer
abschmecken. Tofu auf dem Spinat anrichten.
Mit braunem Reis, weizenfreier Pasta oder anderem Getreide
servieren. Dieses Gericht ist eine ausgezeichnete vegetarische
Proteinmahlzeit.

Kalter Tofusalat (3–4 Portionen)

500 g fester Bio-Tofu
4 Tassen frische Bohnensprossen oder eine 100-g-Packung
    Zuckererbsenkeimlinge
3–4 EL Shiitake-Sesam-Vinaigrette
¼ Tasse Schalottengrün, dünn geschnitten (zum Garnieren)

Tofu abtropfen lassen und trockentupfen. In 2,5 cm große
Würfel schneiden. Mit den Bohnensprossen in einen verschließbaren Behälter geben und langsam die Vinaigrette darüber träufeln. Gut schütteln, um die Zutaten zu vermischen
und bis zum Servieren kalt stellen. Der Tofu nimmt das Aroma

des Dressings an und verstärkt so den Geschmack. Vor dem Servieren mit Schalottengrün garnieren. Wenn es Ihnen gelingt, Zuckererbsenkeimlinge zu finden, den Tofu wie oben beschrieben vorbereiten, aber vor dem Servieren mit den Keimlingen und dem Dressing vermengen. Mit den Schalotten garnieren.

Ergibt eine leichte und erfrischende Proteinmahlzeit.

Gebackener Reis (4 Portionen)

3½ Tassen gefiltertes Wasser

2 Tassen ungekochter Jasminreis

1 EL kalt gepresstes Traubenkernöl

1 Tasse Gemüsebrühe

2 EL weizenfreie Sojasoße (Tamari)

¼ TL zerbröselte Safranfäden

1 EL getrocknetes Zitronellengras

2 EL Knoblauch, fein gehackt

1 Tasse frische Minzeblätter

500 g frische Bohnensprossen

1 Tasse Schalotten, in 0,5 cm dicke Scheiben geschnitten

Wasser zum Kochen bringen und Reis zugeben. Bei geschlossenem Deckel köcheln lassen, bis das Wasser aufgenommen wurde und der Reis gar ist (etwa 20 Minuten). Vom Herd nehmen und Reis fünf Minuten abkühlen lassen. Reis auflockern. Backofen auf 180 Grad vorheizen. Ein Backblech leicht einfetten. Den Reis gleichmäßig auf dem Blech verteilen und leicht andrücken. 45 Minuten backen (oder bis der Reis eine leichte Kruste bekommt und knusprig wird). In einem großen

Topf Brühe, Tamari, Safran, Zitronellengras und Knoblauch schwach zum Kochen bringen. Vom Herd nehmen und Reis, Minze, Sprossen und Schalotten zugeben. Gründlich verrühren und sofort servieren.

Dieses Gericht ergibt eine ausgezeichnete Stärkemahlzeit.

Vollkornreissalat *(4 Portionen)*

3 Tassen brauner Reis, gekocht und abgekühlt
1 EL Bio-Olivenöl, extra vergine
1 Tasse Fenchel, fein gewürfelt
¼ Tasse Pinienkerne
¼ Tasse frischer Dill, gehackt
½ Tasse Schalottengrün, in 0,5 mm dicke Ringe geschnitten
¼ Tasse frischer Limonensaft
Saft einer Zitrone
½ EL Honig
Meersalz
frisch gemahlener Pfeffer

In einer großen Schüssel Reis, Olivenöl, Fenchel, Pinienkerne, Dill und Schalotten vermengen. Limonen- und Zitronensaft, Honig, Meersalz und Pfeffer in einem kleinen verschließbaren Behälter verschütteln. Über die Reismischung geben und gut vermengen.

Dieser Salat kann bis zu 24 Stunden im Kühlschrank aufbewahrt werden.

Buchweizen-Pilaw *(1–2 Portionen)*

1 Tasse Buchweizenschrot (Kasha)
1½ Tassen gefiltertes Wasser, Gemüse- oder Hühnerbrühe
1 kleine Zwiebel, gehackt
1 TL weizenfreie Sojasoße (Tamari)
1 EL Olivenöl
eventuell ½ Tasse Tiefkühlerbsen, gedämpft

Den Buchweizen in einen Topf geben und mit Wasser oder Brühe bedecken. Zwiebel und Tamari einrühren und zum Kochen bringen. Wärmezufuhr reduzieren und bedeckt köcheln lassen, bis der Buchweizen weich ist oder bis die gesamte Flüssigkeit verdampft ist und die Körner noch nicht aneinander kleben (etwa 25 Minuten). Unmittelbar vor dem Servieren das Olivenöl und die gedämpften Erbsen einrühren.

Safranhirse *(4 Portionen)*

2 Tassen Hirse
4 Tassen Wasser oder Gemüsebrühe
2 EL Bio-Olivenöl, extra vergine, oder Traubenkernöl
1 mittelgroße Zwiebel, gehackt
½ TL Safranfäden
½ TL gemahlener Koriander
½ TL Kreuzkümmelsamen
½ TL geriebene Muskatnuss
2 Kardamomkapseln
2 EL Mandelstifte
1 EL Pinienkerne

Hirse in 3½ Tassen Wasser 15–20 Minuten gar kochen. Beiseite stellen. Den Samen aus den Kardamomkapseln herauslösen. In einem Topf Öl erhitzen und die Zwiebeln mit allen Gewürzen darin auf kleiner Flamme zehn Minuten andünsten. Mandeln und Pinienkerne zu der Gewürz-Zwiebel-Mischung geben und etwa zehn Minuten weiterdünsten. Restliche halbe Tasse Wasser zugeben, um ein Anhängen zu verhindern. Gewürzmischung zur gekochten Hirse geben und sofort servieren.

Fisch

Adeles asiatisches Abenteuer mit Fisch und Gemüse
(2 Portionen)

250 g (pro Person) Kabeljausteaks oder -filets, Schellfisch- oder Red-Snapper-Filets
2 EL Bio-Olivenöl, extra vergine
1 große Zwiebel, in dünne Ringe geschnitten
3 Knoblauchzehen, fein gehackt
2 große Steinchampignons, geschnitten
1 Tasse Brokkoliröschen
1 Tasse Zuckererbsen
1 Tasse Bohnensprossen
½ TL Currypulver
½ TL gemahlener Kreuzkümmel
1 EL frischer Ingwer, gerieben
Saft einer halben Zitrone
2 TL weizenfreie Sojasoße (Tamari)
½ Tasse gefiltertes Wasser

Den Fisch unter kaltem Wasser abspülen und trockentupfen. Olivenöl in einer großen beschichteten Pfanne bei mittlerer Hitze erwärmen. Zwiebeln, Knoblauch und Pilze zugeben. Leicht anbräunen, dann Brokkoli, Zuckererbsen und Bohnensprossen hinzufügen. Eine Minute lang anbraten, dabei ständig wenden. Curry, Kreuzkümmel und Ingwer zu der Mischung geben und gründlich untermengen. Hitze reduzieren und Zitronensaft, Tamari und Wasser zugeben. Rohen Fisch auf die Mischung legen und bei dicht geschlossenem Deckel fünf bis acht Minuten dämpfen.

Falls es sich um ein Fischsteak handelt, nach vier Minuten umdrehen und mit dem Gemüse bedecken. Weitere vier Minuten garen. Sofort servieren.

Einfacher gegrillter Fisch

Gegrillter Fisch eignet sich hervorragend als schnelle, sättigende Proteinmahlzeit. Er ist innerhalb von Minuten gar und leicht zuzubereiten. Die Bratzeit sollte aber gut überwacht werden, denn zu lange gekochter Fisch kann trocken und geschmacklos sein.

250 g (pro Person) Kabeljau-, Zackenbarsch-, Red-Snapper- oder
    Lachsfilets, Lachs-, Schwertfisch- oder Thunfischsteaks
Aromatisiertes Olivenölspray
Meersalz und frisch gemahlener Pfeffer
½ TL Knoblauchpulver oder 3 Knoblauchzehen, fein gehackt
½ TL süßer Paprika oder 1 TL getrockneter Oregano
½ EL Olivenöl, extra vergine, oder Butter
Zitronenspalten (zum Garnieren)

Grill vorheizen. Fisch gründlich unter kaltem Wasser abspülen. Mit Küchenkrepp vorsichtig trockentupfen. Grillpfanne leicht mit aromatisiertem Olivenöl besprühen. Dadurch wird verhindert, dass der Fisch anhängt. Fisch in die erhitzte Grillpfanne legen und gleichmäßig mit Gewürzen bestreuen. Mit Olivenöl beträufeln oder mit Butterstückchen (vier bis fünf pro Fischstück) belegen, die schmelzen und die Oberfläche des Fischs gleichmäßig bedecken. Etwa vier Minuten grillen. Öl oder Butter mit dem Pinsel auf der Oberfläche des Filets verteilen. Weitere vier Minuten grillen. Wenn es sich um ein Steak handelt, den Fisch umdrehen und mit der Flüssigkeit aus der Grillpfanne bepinseln. Weitere vier Minuten grillen. Der Fisch ist gar, wenn er eine rosa Farbe hat und sich leicht zerteilen lässt. Lachs und Thunfisch schmecken am besten, wenn sie noch nicht ganz durch sind. Den Fisch aus dem Grill nehmen und nach Wunsch mit einer Zitronenspalte garnieren. Frischer Zitronensaft verbessert den Geschmack des Fischs. Sofort mit Gemüse und Salat nach Wahl servieren.

Gegrillter Fisch mit Pfiff *(4 Portionen)*

etwa 2,2 kg Kabeljau-, Lachs- oder Schwertfischsteak
1 mittelgroße gelbe Zwiebel, grob gehackt
2 Knoblauchzehen, fein gehackt
1 EL gemahlener Koriander
1 EL süßer Paprika
¼ Tasse frischer Zitronensaft
½ Tasse Olivenöl, extra vergine
2 TL frischer Oregano, gehackt
Meersalz und frisch gemahlener Pfeffer

Gehackte Zwiebel, Knoblauch, Koriander, Paprika, Zitronen-saft und Olivenöl im Mixer pürieren. Die Fischsteaks unter kaltem Wasser abspülen und mit Küchenkrepp trockentupfen. Die Steaks in eine Glas- oder Keramikschale legen. Die pürierte Mischung über den Fisch gießen und gleichmäßig mit Oregano bestreuen. Zudecken und mindestens zwei Stunden kalt stellen. Grill vorheizen. Fischsteaks aus der Schale nehmen und mit Salz und Pfeffer würzen. In eine Grillpfanne legen und auf jeder Seite vier Minuten grillen.

Gegrillte Fisch-Kebabs (Spieße) *(3 Portionen)*

750 g Red Snapper, Schwertfisch oder Thunfisch
3 Knoblauchzehen, fein gehackt
1 EL gemahlener Kreuzkümmel
3 EL frischer Zitronensaft
¾ TL frisch gemahlener Pfeffer
Meersalz
1/3 Tasse (ca. 80 ml) Bio-Olivenöl, extra vergine
4 EL frische Minze, gehackt
2 EL frischer Majoran, gehackt

In einer flachen Glas- oder Keramikschale alle Zutaten, außer dem Fisch, vermischen. Fisch unter kaltem Wasser abspülen und mit Küchenkrepp trockentupfen. In 2,5 cm große Würfel schneiden. Die Fischwürfel in die Schale legen und gut mit der Würzmischung vermengen. Zudecken und mindestens zwei Stunden kalt stellen. Grill vorheizen. Die Fischwürfel auf Metallspieße oder vorher eingeweichte Holzspieße stecken und mit Salz und Pfeffer bestreuen. Die Spieße in eine Grillpfanne legen und auf beiden Seiten zwei Minuten grillen. Thunfisch schmeckt am besten, wenn er nicht ganz durch ist (›medium rare‹).

Einfacher pochierter Fisch

250 g (pro Person) Kabeljau-, Red-Snapper-, Lachs- oder Seebarschfilet oder -steak

Fischbrühe
1 Tasse trockener Weißwein
2 Tassen gelbe Zwiebeln, grob gehackt
2 Selleriestängel, gehackt
2 Streifen dünn abgeschälte Zitronenschale
3 Petersilienzweige
1 frischer Thymianzweig
5 Pfefferkörner
2 Koriandersamen
1 kleines Lorbeerblatt
6 Tassen (etwa 1500 ml) gefiltertes Wasser

Alle Zutaten für die Brühe zum Kochen bringen. Ohne Deckel etwa 30 Minuten köcheln lassen. Die Brühe durchseihen, abkühlen lassen und kalt stellen. Ergibt knapp zwei Liter.
Eine große Pfanne mit einem Leinentuch ausschlagen. Fisch unter kaltem Wasser abspülen und mit Küchenkrepp trockentupfen, dann mit der Hautseite nach unten auf das Leinentuch legen. So viel Brühe zugeben, dass der Fisch bedeckt ist. Zum Kochen bringen. Hitze reduzieren, zudecken und (bei einem 2,5 cm dicken Filet) acht bis zehn Minuten köcheln lassen.

Wenn der Fisch weiß ist, aus der Brühe heben und abkühlen lassen. Die Filets umdrehen und auf eine Platte rutschen lassen, so dass die Hautseite oben ist. Haut abziehen. Bei Zimmertemperatur oder gekühlt servieren.

Das nachfolgende Rezept für Aiolisoße passt besonders gut zu pochiertem Fisch. Mit leicht gedämpftem Gemüse erhält man eine wohlschmeckende Mahlzeit.

Aiolisoße *(ergibt etwa 320 ml)*

2 Bio-Eigelb (Zimmertemperatur)
2 EL Knoblauch, fein gehackt
1 TL Dijon-Senf oder steingemahlener Senf
1 Tasse Bio-Olivenöl, extra vergine
1½ TL frischer Zitronensaft
Meersalz und frisch gemahlener Pfeffer

In einer Schüssel das Eigelb schlagen, bis es eine blasse Farbe hat. Knoblauch und Senf unterrühren. Unter ständigem Schlagen langsam das Olivenöl einträufeln. Wenn die Soße einzudicken beginnt, den Zitronensaft einrühren. Weiter Olivenöl einträufeln. Wenn die Soße dick wird, kein weiteres Öl mehr zugeben. Soße mit Salz und Pfeffer abschmecken.

Wenn die Soße im Voraus zubereitet wird, in einem geschlossenen Gefäß kalt stellen.

Gebackener Fisch »Tandoori«

250 g (pro Person) Kabeljau-, Red-Snapper- oder Seebarschfilet
1 kleine Zwiebel, grob gehackt
1 Knoblauchzehe, gehackt, pro Fischfilet
2 EL frischer Ingwer, in dünne Scheiben geschnitten
2 EL frischer Limonensaft
2 TL gemahlener Koriander
1 TL gemahlener Kreuzkümmel
¼ TL gemahlener Kardamom
1 EL süßer Paprika
½ TL Meersalz
1 Tasse fettarmer Bio-Joghurt (natur)
2 TL frisches Koriandergrün, gehackt, zum Garnieren

Im Mixer Zwiebel, Knoblauch, Ingwer und Limonensaft pürieren. Gewürze und Joghurt zugeben und glatt rühren. Fischfilets unter kaltem Wasser abspülen und mit Küchenkrepp trockentupfen. In eine Glas- oder Keramikschale legen und mit der pürierten Mischung bedecken. Zudecken und etwa vier Stunden kalt stellen. Den Fisch wieder auf Zimmertemperatur erwärmen lassen. Backofen auf 225 Grad vorheizen. Filets aus der Marinade nehmen und in eine feuerfeste Form legen. Sie sollten in einer Schicht nebeneinander liegen. Etwa acht Minuten backen (oder bis der Fisch weiß ist). Mit Koriandergrün garnieren und sofort servieren.

Giovannas gebratener Thunfisch *(4 Portionen)*

4 Thunfischsteaks zu je 250 g, etwa 2,5 cm dick
4 große gelbe Zwiebeln, in dünne Ringe geschnitten
4–6 EL Bio-Olivenöl, extra vergine
Evtl. 1 EL Balsamico
1½ Tassen Reis- oder Dinkelmehl
Meersalz und frisch gemahlener Pfeffer

In einer großen beschichteten Pfanne die Zwiebelringe bei geringer Hitze in zwei Esslöffeln des Olivenöls goldbraun andünsten. Nach Wunsch Balsamico hinzufügen. Die Zwiebeln aus der Pfanne nehmen und beiseite stellen. In einem flachen Gefäß Mehl, Salz und Pfeffer mischen. Die Thunfischsteaks abspülen und im Mehl wenden. In dieselbe Pfanne, in der die Zwiebeln angedünstet wurden, zwei weitere Esslöffel Olivenöl geben und die Thunfischsteaks bei mittlerer Hitze anbraten, bis sie auf beiden Seiten gebräunt sind. Gegebenenfalls noch mehr Öl zugeben, damit der Fisch nicht anhängt. Thunfisch sollte ›medium rare‹ (in der Mitte noch rosa) serviert werden.

Scharf angebratener Thunfisch mit gedünstetem Fenchel
(4 Portionen)

4 Thunfischsteaks zu je 250 g, etwa 2,5 cm dick
2 EL Bio-Olivenöl, extra vergine
2 Knoblauchzehen, zerdrückt
4 kleine Fenchelknollen, in dünne Scheiben geschnitten
Meersalz und frisch gemahlener Pfeffer

1 EL frische Petersilie, fein gehackt
4 Zitronenspalten (zum Garnieren)

In einer großen beschichteten Pfanne bei geringer Hitze das Olivenöl erwärmen. Knoblauch darin glasig dünsten. Fenchelscheiben, Salz und Pfeffer zugeben. Zudecken und bei niedriger Hitze zehn Minuten (oder bis der Fenchel weich ist) dünsten. Dabei gelegentlich umrühren. Pfanne von der Herdplatte nehmen und beiseite stellen. Thunfischsteaks unter kaltem Wasser abspülen und mit Küchenkrepp trockentupfen. Die Steaks leicht salzen und pfeffern und in einer zweiten beschichteten Pfanne bei mittlerer Hitze anbraten (etwa 45 Sekunden auf jeder Seite). Die Thunfischsteaks auf den Fenchel in der anderen Pfanne legen. Die Pfanne zudecken und bei mittlerer Hitze etwa eine Minute auf die Herdplatte stellen. Steaks wenden und eine weitere Minute garen, doch nicht zu lange, da das Fleisch sonst trocken wird. Die Steaks sollten in der Mitte noch rosa sein. Mit Petersilie bestreuen, mit Zitronenspalten garnieren und sofort servieren.

Geflügel und Fleisch

Puten- oder Hühnerschnitzel mit Zitrone (4 Portionen)

750 g Puten- oder Hühnerschnitzel (Bio-Qualität)
2 Tassen Dinkelmehl
Meersalz und weißer Pfeffer
2 EL Bio-Olivenöl, extra vergine
¾ Tasse (180 ml) Hühnerbrühe

¼ Tasse (60 ml) trockener Weißwein
1 EL frischer Zitronensaft
1 frische Zitrone, in dünne Scheiben geschnitten
2 EL frische Petersilie, fein gehackt

Puten- oder Hühnerschnitzel in kaltem Wasser abspülen. In einem flachen Gefäß Mehl mit Salz und Pfeffer mischen. Die Schnitzel im gewürzten Mehl wenden. Das Olivenöl in einer großen beschichteten Pfanne erhitzen, die Schnitzel bei mittlerer Hitze auf beiden Seiten bräunen, herausnehmen und auf eine Platte legen. Brühe, Wein und Zitronensaft in die Pfanne geben. Die Schnitzel in die Pfanne zurücklegen und auf die Mitte jedes Schnitzels eine Zitronenscheibe geben. Die Hitze reduzieren und die Schnitzel ständig mit der Soße übergießen. Wenn die Soße eingedickt ist, sind die Schnitzel servierfertig. Die restliche Soße über die einzelnen Portionen gießen, mit frischer Petersilie bestreuen.

Putenbrust mit Knoblauch- und Basilikumaroma
(Die Anzahl der Portionen ist von der Größe der Putenbrust abhängig)

1 ganze Bio-Putenbrust beliebiger Größe
2 EL Bio-Olivenöl, extra vergine
1 große Knoblauchzehe, zerdrückt
¼ TL Meersalz
1 Msp. frisch geriebener Pfeffer
1 Bund frisches Basilikum
½ Tasse gefiltertes Wasser
1 Tasse trockener Weißwein
5 ungeschälte Knoblauchzehen

Backofen auf 160 Grad vorheizen. In einer Schüssel Olivenöl, zerdrückte Knoblauchzehe, Salz und Pfeffer gründlich vermengen. Putenbrust unter kaltem Wasser abspülen und mit Küchenkrepp trockentupfen. Vorsichtig die Haut anheben und zurückschieben, sodass das Brustfleisch freiliegt. Das Brustfleisch mit der Ölmischung bepinseln. Die Oberfläche mit frischen Basilikumblättern bedecken. Die Haut wieder darüberschieben. Darauf achten, dass sie dabei nicht einreißt. Die Haut mit der restlichen Ölmischung bepinseln. Wasser, Wein und ungeschälte Knoblauchzehen in eine Bratenpfanne geben. Putenbrust dazu geben und pro 500 Gramm etwa 18 Minuten im Backofen garen. Die Pute aus dem Backofen holen und vor dem Schneiden mindestens zehn Minuten stehen lassen.

Gegrillte Putenfilets *(6 Portionen)*

6 Bio-Putenfilets zu je 250 g
1 mittelgroße Zwiebel, gerieben
Saft einer großen Zitrone
1 TL Bio-Olivenöl, extra vergine
3 Knoblauchzehen, zerdrückt
1 EL gemahlener Koriander
1 Msp. Meersalz
frischer Pfeffer (Pfeffermühle viermal drehen)

Die Zwiebel reiben, den Saft wegschütten. In einer Glas- oder Keramikschale das abgetropfte Zwiebelmus, den Zitronensaft, Olivenöl, Koriander, Salz und Pfeffer vermengen. Die Putenfilets unter kaltem Wasser abspülen und mit Küchenkrepp trockentupfen. Die Filets zur Marinade in die Schale legen und gründlich damit bedecken. Zudecken und mindestens drei Stunden kalt stellen. Dann die Filets auf beiden Seiten jeweils etwa fünf Minuten grillen. Das Fleisch darf innen nicht mehr rosa sein.

Mit Currymayonnaise (Rezept auf Seite 113) und Gurken-Joghurt-Raita (Rezept auf Seite 128) servieren.

Puten-Moussaka *(6 Portionen)*

Knapp 2 kg Zucchini

Meersalz

3 EL Bio-Butter oder Bio-Olivenöl, extra vergine

750 g Bio-Putenhack

¾ Tasse gelbe Zwiebeln, gehackt

1 EL Tomatenpüree

2 EL frische Petersilie, gehackt

¼ Tasse (60 ml) Weißwein

Meersalz und frischer Pfeffer

¼ Tasse gefiltertes Wasser

1 Msp. Zimt

¼ Tasse Romano oder Soja-Parmesan, gerieben

¼ Tasse Dinkel- oder Essener Brotbrösel

3 EL Dinkel- oder Reismehl

1½ Tassen heiße Sojamilch

¼ TL Meersalz

1 Msp. Pfeffer

1 Msp. geriebene Muskatnuss

1 extra großes Bio-Ei, leicht verquirlt

Olivenöl, extra vergine, zum Bepinseln der Zucchini

Die Zucchini längs in ca. 1 cm dicke Scheiben schneiden. Die Scheiben auf ein mit Küchenkrepp ausgeschlagenes Tablett legen und mit Meersalz bestreuen. Die Zucchini mit einer weiteren Lage Küchenkrepp bedecken und das Küchenkrepp mit Tellern beschweren. Etwa 30 Minuten stehen lassen, dann die Zucchini abspülen und trockentupfen.

Einen Esslöffel Butter oder Öl in einem beschichteten Topf erhitzen und das Putenhack und die Zwiebel darin anbraten, bis das Fleisch völlig gar ist. Tomatenpüree, Petersilie, Wein, Meersalz, Pfeffer und Wasser zugeben. Die Mischung köcheln lassen, bis die Flüssigkeit verdampft ist. Vom Herd nehmen und abkühlen lassen. Zimt, die Hälfte des Käses und die Hälfte der Brösel einrühren.

Für die Soße: Die restlichen zwei Esslöffel Butter oder Öl auf kleiner Flamme in einem Topf erhitzen. Mehl zugeben und verrühren. Die Mischung vom Herd nehmen und nach und nach die Sojamilch unterschlagen. Die Soße wieder auf den Herd stellen und kochen; dabei rühren, bis sie dick und glatt ist. Mit Meersalz, Pfeffer und Muskatnuss abschmecken. Von der warmen Soße etwas abnehmen und mit dem Ei verrühren. Die Eimischung in die Soße rühren und auf sehr kleiner Flamme unter ständigem Rühren zwei Minuten kochen.

Den Grill vorheizen. Die Zucchinischeiben auf beiden Seiten mit dem Olivenöl bepinseln. Die Scheiben auf ein nicht gefettetes Backblech legen und grillen, bis sie leicht gebräunt sind. Die Zucchini zum Abkühlen beiseite stellen.

Den Backofen auf 180 Grad vorheizen. Den Boden einer feuerfesten Form mit den restlichen Bröseln bestreuen. Eine Schicht Zucchinischeiben auf die Brösel legen, dann die Putenmischung darüber geben. Das Fleisch mit den restlichen Zucchinischeiben bedecken und alles mit Soße übergießen.

Mit dem restlichen Käse bestreuen. In etwa 40 Minuten goldbraun backen. Vor dem Anschneiden mindestens zehn Minuten abkühlen lassen.

Die Moussaka kann eingefroren werden.

Einfaches Grillhuhn *(4 Portionen)*

1 Bio-Grillhuhn (1,2 bis 1,5 kg)
Meersalz und frisch gemahlener Pfeffer
etwa ½ TL Knoblauchpulver
etwa ½ TL süßer Paprika

Den Backofenrost etwa 25 cm von der Wärmequelle entfernt einschieben. Grill vorheizen. Huhn halbieren und gründlich unter kaltem Wasser waschen. Den Boden einer Grillpfanne mit Aluminiumfolie auslegen, um das Fett aufzufangen. Das Huhn mit der Hautseite nach oben in den oberen Teil der Grillpfanne legen. Die Oberfläche des Huhns gleichmäßig mit Gewürzen einreiben. Etwa zehn Minuten grillen, dabei ständig überwachen, damit das Huhn nicht verbrennt. Die Hühnerhälften umdrehen, würzen und weitere zehn Minuten grillen. Bei 190 Grad weitere zehn Minuten backen.

Mariniertes Grillhuhn *(4 Portionen)*

1 Bio-Grillhuhn (1,2 bis 1,5 kg)
1 EL frischer Ingwer, gehackt
1 TL frischer Knoblauch, fein gehackt
¼ Tasse frischer Zitronensaft

1½ EL Bio-Olivenöl, extra vergine
1 Lorbeerblatt, zerkleinert
½ TL getrockneter Thymian
Meersalz und frisch gemahlener Pfeffer

In einer großen verschließbaren Schüssel Ingwer, Knoblauch, Zitronensaft, Olivenöl, Lorbeerblatt, Thymian, Meersalz und Pfeffer vermischen. Hühnerteile in die Schüssel legen, verschließen und gut schütteln. Vor dem Grillen mindestens zwei Stunden kalt stellen. Nach den Anweisungen des einfachen Grillhuhns (Rezept auf Seite 157) vorgehen. Mit der Hautseite nach oben grillen, bis die Haut gebräunt ist (etwa zehn Minuten). Beide Seiten mit der Marinade begießen, umdrehen und weitere zehn Minuten grillen. Backofentemperatur auf 180 Grad einstellen und weitere zehn Minuten backen.

Grillhuhn mit Senf (4 Portionen)

1 Bio-Grillhuhn (1,2 bis 1,5 kg), halbiert
1½ EL Bio-Olivenöl, extra vergine
2 EL Dijon-Senf oder steingemahlener Senf
Meersalz und frisch gemahlener Pfeffer

Nach den Anweisungen des einfachen Grillhuhns (Rezept auf Seite 157) vorgehen. Das Huhn gründlich mit Olivenöl und anschließend mit Senf bepinseln. Beide Hälften mit Salz und Pfeffer bestreuen. Etwa zehn Minuten grillen (oder bis das Huhn gebräunt ist). Hühnerteile umdrehen, mit dem restlichen Öl und Senf begießen. Weitere zehn Minuten grillen. Weitere zehn Minuten bei 180 Grad backen.

Brathuhn mit Kräutern *(4 Portionen)*

1 Bio-Grillhuhn (1,2 bis 1,5 kg)
2 EL Bio-Butter, geschmolzen
Meersalz
Zitronenpfeffer
½ TL gemahlener Salbei
4 Knoblauchzehen, fein gehackt
2 TL getrocknetes Basilikum
2 TL getrockneter Thymian

Backofen auf 180 Grad vorheizen. Huhn unter kaltem Wasser waschen und auch innen gründlich reinigen. Außen und innen mit Küchenkrepp trockentupfen. Die ganze Oberfläche des Huhns mit der geschmolzenen Butter bepinseln. Das Huhn mit Salz, Zitronenpfeffer, Salbei, Knoblauch, Basilikum und Thymian bestreuen. Flügel und Keulen mit Küchengarn an den Körper binden. Huhn in eine Bratenpfanne legen und ohne Deckel etwa 1¼ Stunden braten. Das Huhn ist gar, wenn beim Einstechen mit der Gabel klarer Saft herausrinnt. Huhn zudecken und vor dem Tranchieren mindestens zehn Minuten stehen lassen.

Gebratene Hühnerbrust mit frischem Rosmarin *(4 Portionen)*

2 halbierte Bio-Hühnerbrüste
1 EL Bio-Butter
Meersalz und frisch gemahlener Pfeffer
1 TL frischer Rosmarin, fein gehackt
1 EL Schalotten, fein gehackt

2 EL trockener Weißwein
½ Tasse Bio-Hühnerbrühe

Hühnerteile unter kaltem Wasser waschen und mit Küchenkrepp trockentupfen. Butter bei mittlerer Hitze in einer großen
Pfanne schmelzen, in der alle Hühnerteile Platz finden. Huhn
mit Salz und Pfeffer bestreuen. Mit der Hautseite nach unten
in die Pfanne legen und 15 Minuten bräunen. Teile wenden,
mit Rosmarin bestreuen und weitere zehn Minuten bei mittlerer Hitze anbraten. Huhn auf eine Platte legen. Butter und
Fett aus der Pfanne abgießen und die Schalotten hineingeben.
30 Sekunden anbraten, mit Wein und Brühe aufgießen. Hühnerteile wieder in die Pfanne legen und mit der Soße übergießen. Hitze reduzieren, Pfanne zudecken und zehn Minuten
schmoren. Soße über die Hühnerteile gießen.

Huhn »Teriyaki« (4 Portionen)

2 halbierte Bio-Hühnerbrüste
½ Tasse weizenfreie Sojasoße (Tamari)
2 TL Traubenkernöl
¼ Tasse trockener Sherry
1 EL Sucanat
2 EL geriebene Zwiebel
2 große Knoblauchzehen, zerdrückt

Die ersten vier Marinadenzutaten in eine Pfanne geben und
erhitzen, bis sich das Sucanat aufgelöst hat. Nicht kochen lassen. Die Marinade in einer Glas- oder Keramikschale über die
geriebene Zwiebel und zerdrückten Knoblauchzehen geben

und abkühlen lassen. Hühnerteile unter kaltem Wasser abspülen und mit Küchenkrepp trockentupfen. Huhn in die Schale legen und gründlich mit Marinade bedecken. Schale zudecken und mindestens drei Stunden kalt stellen. Die Hühnerbrüste auf beiden Seiten acht Minuten grillen. Dann bei 180 Grad weitere 15 Minuten backen. Das Hühnerfleisch ist gar, wenn es innen nicht mehr rosa ist.

Bei der Auswahl von rotem Fleisch ist Lammfleisch dem Rindfleisch vorzuziehen, da es leichter verdaulich ist.

Gebratene Lammkeule mit Kräuterkruste
(Pro Person etwa 250 Gramm mit Knochen oder
125 Gramm ohne Knochen rechnen)

Eine Bio-Lammkeule (vom Unterschenkel oder ein Bratenstück
   ohne Knochen)
1 EL Bio-Olivenöl, extra vergine, oder Traubenkernöl
Meersalz
½ TL Knoblauchpulver
frisch gemahlener Pfeffer
je ½ TL getrockneter Salbei, Thymian und Rosmarin

Backofen auf 180 Grad vorheizen. Lammkeule unter kaltem Wasser abspülen und mit Küchenkrepp trockentupfen. Gesamte Oberfläche des Fleisches mit Öl bepinseln und von allen Seiten (in der angegebenen Reihenfolge) mit den Kräutern bedecken. Lamm pro 500 Gramm 30 Minuten braten, aber etwa ein halbe Stunde vor Ende der errechneten Garzeit Gargrad überprüfen. Wenn Sie das Fleisch ganz durchgebraten bevorzugen, Keule herausnehmen, äußere Schicht wegschneiden, Keule in den Backofen zurücklegen und den Teil, der den Knochen umgibt, fertig braten. Restliches Fleisch schneiden und sofort servieren.

Gegrillte Lammkeule ohne Knochen
(Portionsgröße: 110–170 Gramm pro Person)

1 Bio-Lammkeule, seitlich eingeschnitten (Schmetterlingsschnitt), ohne Knochen
1 EL Traubenkernöl
Meersalz
Etwa 1 TL Knoblauchpulver
frisch gemahlener Pfeffer
2 EL Dijon-Senf oder steingemahlener Senf
je 2 TL getrockneter Salbei, Thymian und Rosmarin

Grill vorheizen. Lamm unter kaltem Wasser abspülen und mit Küchenkrepp trockentupfen. Boden einer Grillpfanne mit Aluminiumfolie auslegen, um herabtropfendes Fett aufzufangen. Fleisch in den oberen Teil der Grillpfanne legen. Mit Öl bepinseln und gleichmäßig mit Salz, Knoblauchpulver und frisch gemahlenem Pfeffer bedecken. Etwa sieben Minuten grillen. Fleisch wenden, mit Öl und Senf bepinseln. Gleichmäßig mit Salbei, Thymian und Rosmarin bestreuen. Etwa sieben Minuten grillen. Wann das Lamm fertig ist, hängt davon ab, wie weich Sie das Fleisch mögen. Lamm aus dem Grill nehmen und vor dem Schneiden etwa zehn Minuten stehen lassen. Nach dem Portionieren sofort servieren.

Gegrilltes Senfsteak
(Portionsgröße: 110–170 Gramm pro Person)

1 mageres Bio-Steak
Meersalz
½ TL Knoblauchpulver
frisch gemahlener Pfeffer
1 EL Dijon-Senf oder steingemahlener Senf

Grill vorheizen. Fleisch unter kaltem Wasser abspülen und mit Küchenkrepp trockentupfen. Boden einer Grillpfanne mit Aluminiumfolie auslegen, um herabtropfendes Fett aufzufangen. Fleisch in den oberen Teil der Grillpfanne legen. Gleichmäßig mit Salz, Knoblauchpulver und frisch gemahlenem Pfeffer bestreuen. Etwa fünf Minuten grillen. Fleisch wenden, mit Senf bepinseln. Weitere fünf Minuten grillen. Wann das Steak fertig ist, hängt davon ab, ob Sie es durch oder noch blutig mögen.

Pasta und Pizza

Dinkelpasta mit Pestosoße *(4–6 Portionen)*

1 Tasse frische Basilikumblätter, dicht zusammengedrückt
1 große Knoblauchzehe
1 EL Pinienkerne
¼ Tasse Bio-Olivenöl, extra vergine
2 EL frisch geriebener Romano oder Soja-Parmesan
Meersalz
500 g Dinkel- oder Reisnudeln

Basilikum, Knoblauch und Pinienkerne in der Küchenmaschine fein zerhacken. Während die Küchenmaschine noch eingeschaltet ist, das Öl in einem dünnen Strahl langsam dazu geben. Am Rand des Mixgefäßes anhaftendes Mixgut in die Soße schaben, die glatt und weich sein sollte. Käse und Meersalz hinzufügen und gut mischen. Zu frisch gekochten Dinkel- oder Reisnudeln servieren. Das Pesto kann bis zu einem Monat in einem dicht verschließbaren Behältnis im Kühlschrank aufbewahrt werden. Nicht in der Mikrowelle erhitzen. Das Rezept ergibt etwa ½ Tasse (120 ml) Soße.

Knapp zwei Liter Wasser in einem großen Topf zum Kochen bringen und die Pasta hineingeben. Fünf bis sieben Minuten kochen, dabei gelegentlich umrühren. Gargrad überprüfen. Abgießen und gegebenenfalls kalt abspülen. Mit der Pestosoße verrühren und sofort servieren.

Reis- oder Dinkelnudeln »orientalisch« (2–3 Portionen)

¼ TL Meersalz

225 g Dinkel- oder Reisnudeln (Engelshaar)

1 EL Bio-Olivenöl, extra vergine

½ Tasse Bohnensprossen

1 EL weizenfreie Sojasoße (Tamari)

1 TL Bio-Reisessig

¼ TL rote Paprikaflocken

8 Tassen gefiltertes Wasser

½ TL Sucanat

2 Knoblauchzehen, fein gehackt

2 Schalotten, diagonal geschnitten

½ TL Sesam (roh)

In einem Nudeltopf acht Tassen (knapp zwei Liter) gefiltertes Wasser zum Kochen bringen. Salz und Pasta zugeben. Umrühren, damit die Nudeln nicht zusammenkleben. Nach den Angaben auf der Packung al dente kochen. Abgießen, unter kaltem Wasser abschrecken und gut abtropfen lassen. Nudeln in eine Schüssel geben und mit Olivenöl vermengen. Zudecken und kalt stellen oder warm halten.

In der Zwischenzeit Bohnensprossen in kochendem Wasser 30 Sekunden blanchieren. Abtropfen lassen und in eine große Schüssel geben. Restliche Zutaten hinzufügen und gut vermengen. Kalte oder heiße Nudeln dazu geben, alles gut vermengen und sofort servieren.

Dinkel-Fusilli mit Knoblauch-Blattgemüse (4 Portionen)

1 großer Bund (ca. 500 g) Blattgemüse (Löwenzahn, Spinat oder
    Endivie)
1 EL Meersalz
ca. 350 g Dinkel-Fusilli
2 EL Bio-Olivenöl, extra vergine
6 Knoblauchzehen, fein gehackt
½ Tasse Schafskäse (Feta)
Cayennepfeffer nach Geschmack

In einem großen Topf mit Dampfeinsatz Wasser zum Kochen bringen. Das Blattgemüse fünf Minuten dämpfen. Dampfeinsatz mit Gemüse herausnehmen. Mehr Wasser einfüllen und wieder zum Kochen bringen. Salz und Pasta zugeben. Nach den Packungsangaben al dente kochen.

In der Zwischenzeit Gemüse ausdrücken und klein schneiden.

In einer großen beschichteten Pfanne Öl auf mittlerer Flamme erhitzen. Knoblauch zugeben und 30 Sekunden unter häufigem Rühren andünsten. Klein geschnittenes Gemüse einfüllen und erhitzen.

Gekochte Nudeln abtropfen lassen und wieder in den Topf schütten. Blattgemüse und Knoblauch hinzufügen und gut vermengen. In einer Schüssel anrichten. Feta über den Nudeln zerbröseln und nach Wunsch etwas Cayennepfeffer darüber streuen. Sofort servieren.

Kalte oder heiße Reisnudeln mit Erdnusssoße
(4 Portionen)

2 Knoblauchzehen, fein gehackt
1 EL frischer Ingwer, geschält und gerieben
2 Schalotten, weißer und hellgrüner Teil, gehackt
2 EL Bio-Erdnussbutter
2 EL Tahini (Sesammus)
2 EL weizenfreie Sojasoße (Tamari)
2 EL Bio-Reisessig
2 EL Sesam, geröstet
¼ Tasse heißes Wasser
500 g Reisnudeln (Spaghettiform)

Wasser in einem großen Topf zum Kochen bringen. In der Zwischenzeit in der Küchenmaschine alle Zutaten (außer den Nudeln) glatt pürieren. Die Soße in eine große Schüssel gießen.

Wenn das Wasser kocht, Reisnudeln zugeben und umrühren, um ein Anhängen zu verhindern. Die Spaghetti nach den Packungsangaben al dente kochen. Abschütten, unter kaltem Wasser abschrecken und abtropfen lassen.

Die Nudeln zur Soße in die Schüssel geben und gut vermengen. Entweder sofort servieren oder zudecken und mindestens drei Stunden kühl stellen. Unmittelbar vor dem Servieren nochmals vermengen.

Dinkelpizzavariationen *(1–2 Portionen)*

Ein Dinkelpitabrot auf ein Backblech legen. Unter dem Grill auf der untersten Schiene eine Seite toasten. Wenn das Pitabrot leicht gebräunt ist, aus dem Grill nehmen. Pitabrot wenden und einen Belag wählen. Zum Beispiel:

- Pestosoße mit frischem Mozzarella
- eine fruchtige Soße mit Sojakäse
- Knoblauch-Basilikum-Ziegenkäse auf gedämpftem Spinat

Erst die Soße, dann den Käse auf das Pitabrot geben, dabei einen etwa 2 cm breiten Rand frei lassen. Die Pizza wieder auf der untersten Schiene in den Grill schieben und backen, bis der Rand gebräunt ist. Pizza aus dem Grill nehmen und einige Minuten abkühlen lassen. Wenn Ziegenkäse verwendet wird, die Pizza erst aus dem Grill nehmen, wenn der Käse goldbraun ist.

Süßspeisen und Snacks

Die beste Zeit für ein Dessert oder einen Snack ist der späte Nachmittag. Wenn Sie sich für frisches Obst oder Obstsalat entscheiden, sollten Sie darauf achten, dass Sie es 15 Minuten vor oder eine Stunde nach einer Mahlzeit zu sich nehmen. Frisch entsaftetes Bio-Gemüse oder -Obst kann einen Energieschub geben und das Hungergefühl verringern. Eine Viertel Tasse (mit der Blutgruppe kompatible) Nüsse stellt auch eine Energie spendende Zwischenmahlzeit dar. Joghurt oder Reiskräcker mit Mandel- oder Erdnussbutter sind ebenfalls zu empfehlen, wenn sie mit der Blutgruppe vereinbar sind.
Einfache Vorschläge ohne Zubereitungsaufwand (im Einzelfall prüfen, ob sie mit der Blutgruppe kompatibel sind):

- Frischer Gemüse- oder Obstsaft
- Nüsse (¼ Tasse)
- Frisches Obst oder Obstsalat
- Bio-Joghurt (natur oder mit Fruchtsüße)
- Reiskräcker mit Mandel- oder Erdnussbutter

Die nachfolgenden Süßspeisen sollten in Maßen (ein- bis zweimal pro Woche) verzehrt werden. Denken Sie daran: Je weniger Zucker Sie essen, desto schneller purzeln die Pfunde – und kommen auch nicht wieder.

Pfirsiche in Weißwein *(6 Portionen)*

6 große Bio-Pfirsiche, geschält, entsteint und in Scheiben
   geschnitten
Bio-Weißwein
2 EL Sucanat

Die Pfirsiche in einer Schüssel anrichten. Mit Wein bedecken
und mit Sucanat bestreuen. Ein bis zwölf Stunden ziehen lassen.

Einfache Eiercreme (Custard) *(3–4 Portionen)*

2 Tassen Sojamilch oder 1½ Tassen Reismilch
¼ Tasse Sucanat
1 Msp. Meersalz
4 Bio-Eigelb, verquirlt
1 TL Vanille oder 1 EL abgeriebene Zitronenschale
1 Msp. Muskat

Backofen auf 160 Grad vorheizen. Milch, Zucker und Salz verrühren. Eigelb hinzufügen und gut unterschlagen. Vanille
(oder Zitronenschale) und Muskat zugeben. Alles gut verrühren und anschließend in (Custard-)Förmchen geben. Die
Förmchen in einem Gefäß mit Wasser eine Stunde in den
Backofen stellen. Anschließend kühlen und eiskalt servieren.

Himbeer-Mousse (4 Portionen)

½ Tasse Beerennektar (Bio-Qualität)
1 EL Agar-Agar
12 80-g-Packungen weicher Tofu (Seidentofu)
3 Tassen frische Himbeeren
1½ EL Honig oder Vollreissirup
1 TL Vanilleextrakt

In einem kleinen Topf den Beerennektar auf kleiner Flamme erwärmen. Agar-Agar zugeben und rühren, bis es sich aufgelöst hat. Im Mixer Nektarmischung, Tofu, Himbeeren, Honig (oder Vollreissirup) und Vanille fast glatt pürieren. In vier Dessertschalen gießen und mindestens eine Stunde in den Kühlschrank stellen.

Ananas-Sorbet (6 Portionen)

1 reife Ananas (etwa 2 kg)
1 EL Süßungsmittel auf Fruchtzuckerbasis
5 EL frischer Bio-Zitronensaft
1 großes Bio-Eiweiß, leicht verquirlt

Beide Enden der Ananas abschneiden. Dann die Frucht halbieren und anschließend in Viertel schneiden. Die einzelnen Stücke von der Schale ablösen. Braune, faserige Augen herausschneiden, ebenso holzige Teile.
Die Ananas im Mixer pürieren. Süßungsmittel auf Fruchtzuckerbasis und Zitronensaft dazu geben und gut vermischen. Wenn Ihnen der Geschmack zu sauer ist, geben Sie noch etwas

Süßungsmittel hinzu. Das Püree in eine Eismaschine füllen und die Herstellerangaben befolgen. Wenn die Mischung zu gefrieren beginnt, das Eiweiß dazu geben und weiter gefrieren.

Pochierte Birnen mit Ingwer *(6 Portionen)*

6 Birnen, geschält, halbiert und entkernt
2 Tassen gefiltertes Wasser
1 EL Süßungsmittel auf Fruchtzuckerbasis
1 Msp. Ingwerpulver
1 Bio-Zitronenscheibe

In einem großen Topf Wasser erhitzen und die Birnen zehn Minuten pochieren. Süßungsmittel auf Fruchtzuckerbasis, Ingwer und Zitrone zugeben und weitere 15 Minuten (oder bis die Birnen weich sind) pochieren. Zitronenscheibe wegwerfen und die Birnen vor dem Servieren kalt stellen.

Dieses einfache Dessert schmeckt am besten, wenn es zwei Tage im Voraus zubereitet wird.

Pochierte Äpfel mit Gewürzen *(4 Portionen)*

4 aromatische Äpfel
½ Tasse trockener Rotwein
1 Tasse gefiltertes Wasser
¼ Tasse Sucanat
1 Lorbeerblatt
¼ TL Pfefferkörner

6 ganze Pimentkörner
6 ganze Nelken
1 Zimtstange, ca. 5 cm lang

Äpfel schälen, aber die Stiele nicht entfernen. Mit einem Gehäusestecher das Kerngehäuse herausstechen, dabei die Äpfel nicht ganz bis zum Stielende aushöhlen.

Die anderen Zutaten in einem Topf vermischen und die Äpfel hinzufügen. Zum Kochen bringen und dann etwa zehn Minuten köcheln lassen. Dabei die Äpfel hin und wieder drehen, so dass sie gleichmäßig garen. Eventuell die Äpfel herausnehmen und den Sirup um die Hälfte einkochen. Die Äpfel in die Soße zurücklegen. Die Herdplatte abschalten und den Topf bis zum Servieren stehen lassen.

Diese Äpfel schmecken sowohl warm als auch kalt.

Möhrenkuchen (12 Stücke)

3 Tassen Bio-Möhren, fein gerieben
½ Tasse Rosinen
Gefiltertes Wasser
1 Tasse Walnüsse, grob gehackt
3 Tassen Dinkelmehl
1 EL Backpulver
2 TL Natron (Natriumhydrogencarbonat)
2 TL gemahlener Zimt
¼ TL Meersalz
1 TL gemahlenes Piment
¾ TL geriebene Muskatnuss
1 Tasse Vollreissirup

¼ Tasse Traubenkernöl
¼ Tasse Soja- oder Reismilch
2 Teelöffel Vanilleextrakt
1 EL Apfelcidre-Essig

Backofen auf 180 Grad vorheizen. Eine Rundform mit 25 cm Durchmesser einfetten. In einer Tasse die Rosinen mit lauwarmem gefiltertem Wasser bedecken und 20 Minuten einweichen lassen.

In der Zwischenzeit die Walnüsse auf einem Backblech fünf bis zehn Minuten rösten, dabei einmal wenden. Aus dem Backofen nehmen.

In einer großen Schüssel Dinkelmehl, Backpulver, Natron, Zimt, Salz, Piment und Muskatnuss mischen.

In einer zweiten Schüssel Reissirup, Öl, Soja- oder Reismilch, Vanilleextrakt und Essig vermengen.

Geriebene Möhren auf die Mehlmischung geben und gut vermengen. Langsam die flüssige Mischung hinzufügen und mit einem Kochlöffel verrühren. Rosinen abtropfen lassen und mit den gerösteten Walnüssen unter den Teig heben (Teig wird recht fest).

Teig in die vorbereitete Backform füllen und glatt streichen. 45–60 Minuten backen, bis sich der Teig von den Seiten der Form löst und fest, aber noch leicht eindrückbar ist. 20 Minuten in der Form abkühlen lassen. Zum Herausnehmen mit einem Messer zwischen Kuchen und Form entlangfahren und den Kuchen auf einen Gitterrost stürzen. Vor dem Ablösen aus der Form völlig auskühlen lassen.

Mandelmeringen *(50 Meringen)*

1 Tasse Bio-Mandeln
3 Bio-Eiweiß
¼ TL Kaliumhydrogentartrat (Weinstein)
1 Msp. geriebene Muskatnuss
1 Msp. Zimt
5 EL Süßungsmittel auf Fruchtzuckerbasis
1 TL Vanilleextrakt

Backofen auf 180 Grad vorheizen. Mandeln auf einem flachen Blech ausbreiten. In fünf bis zehn Minuten leicht bräunen, abkühlen lassen und dann fein hacken. Backofen auf 150 Grad herunterschalten. Ein Backblech mit Backpapier auslegen.
In einer Schüssel Eiweiß, Weinstein, Muskat und Zimt mischen. Mit dem Handmixer auf höchster Stufe schaumig schlagen. Nach und nach Fruchtzuckersüße zugeben und weiterschlagen, bis die Mischung steif und glänzend ist. Mit einem Gummischaber vorsichtig Vanilleextrakt und Mandeln unterziehen.
Mit einem Teelöffel kleine Häufchen auf das Backblech setzen (Abstand ca. 5 cm). Etwa 25 Minuten backen, bis sich das Gebäck fest anfühlt. Auf Gitterrost legen und abkühlen lassen.
Kann in einem luftdicht verschlossenen Behälter bei Zimmertemperatur bis zu drei Tage aufbewahrt werden.

Leckere Brownies *(16 Brownies)*

²/₃ Tasse Dinkelmehl
4 EL Kakaopulver
1½ TL Backpulver
1½ TL weißes Steviapulver
evtl. 1 Msp. Salz
¹/₃ Tasse (80 ml) Traubenkernöl oder ungesüßtes Bio-Apfelmus
¹/₃ Tasse gefiltertes Wasser
2 Bio-Eier, leicht verquirlt
½ EL Vanilleextrakt
1 Tasse gehackte Nüsse nach Wahl
evtl. ½ Tasse Schokoladen- oder Carobraspeln

Backofen auf 180 Grad vorheizen. Die ersten fünf Zutaten gründlich vermengen. Öl (oder Apfelmus), Wasser, Eier und Vanille hinzufügen. Gut vermischen. Restliche Zutaten zugeben. Rühren, bis alle Zutaten gründlich vermischt sind.
In eine 20 x 20 cm große Backform geben. 20 Minuten backen (bis an einem Holzstäbchen kein Teig mehr klebt). In 16 Rechtecke schneiden.

Rezeptumrechnungen
- Grünes Steviapulver*: 1 Tasse weißer Zucker kann durch 1½ bis 2 Essl. Stevia ersetzt werden
- Weißes Steviapulver (viel süßer als grünes Steviapulver aus Blättern): 1 Tasse weißer Zucker kann durch ¼ Teel. Stevia ersetzt werden.

* Süßkraft ist von der verwendeten Marke abhängig.

Haferflocken-Muffins *(etwa 15 Muffins)*

2 Bio-Eier, getrennt
1 Tasse gekochte Bio-Haferflocken
1¼ Tassen (300 ml) Soja- oder Reismilch
2 EL Bio-Butter oder Sojamargarine, geschmolzen
1½ Tassen Dinkelmehl
1 EL Sucanat
½ TL Meersalz
2 TL Backpulver

Backofen auf 200 Grad vorheizen. Die zwei Eigelb verquirlen und gekochte Haferflocken, Milch und Butter zugeben. Mehl sieben und mit Zucker, Salz und Backpulver mischen. Die beiden Eiweiß schlagen, bis sie fest sind. Flüssige und trockene Zutaten schnell vermischen, anschließend den Eischnee unterziehen.
Muffinform mit Papierbackförmchen auskleiden und jede Mulde zu zwei Dritteln füllen. 20–25 Minuten backen.

Blaubeer-Muffins *(12 Muffins)*

2¹/₃ Tassen Dinkelmehl
1 TL Backpulver
½ TL Meersalz
1 TL gemahlener Zimt
½ Tasse Sucanat
¼ Tasse (60 ml) Traubenkernöl
2 Bio-Eier
1 TL Vanilleextrakt

¾ Tasse (180 ml) Soja- oder Reismilch
1 Tasse frische Blaubeeren

Backofen auf 190 Grad vorheizen. Mehl, Backpulver, Salz, Zimt und Sucanat vermischen. In einer anderen Schüssel Öl, Eier, Vanilleextrakt und Milch mischen. Beide Mischungen rasch zusammenrühren (nicht zu oft umrühren, etwa zehnmal genügt). Vorsichtig die Blaubeeren unterziehen.
Muffinform mit Papierbackförmchen auskleiden und jede Mulde zu zwei Dritteln füllen. 12–15 Minuten backen.

Preiselbeer-Muffins (12 Muffins)

2 Tassen Dinkelmehl
½ Tasse Walnüsse
½ TL Ingwerpulver
1 Tasse Reismehl
2 Bio-Eier
½ Tasse Ahornsirup
1 Tasse Biomilch (1% Fett) oder Sojamilch
1 EL Traubenkernöl
½ Tasse getrocknete Preiselbeeren (oder Johannisbeeren)

Backofen auf 200 Grad vorheizen. Trockene Zutaten in einer Schüssel vermischen. Flüssige Zutaten in einer zweiten Schüssel verrühren. Beide Mischungen rasch zusammenrühren. Preiselbeeren oder Johannisbeeren unterziehen.
Muffinform mit Papierbackförmchen auskleiden oder ölen und jede Mulde zu zwei Dritteln füllen und etwa 20 Minuten backen.

Reismehl-Muffins *(12 Muffins)*

1 Tasse Reismehl
½ TL Meersalz
2 TL Backpulver
1 EL Sucanat
2 EL Bio-Butter oder Soja-Margarine
1 Bio-Ei, gut verquirlt
1 Tasse Soja- oder Reismilch oder Bio-Milch (1% Fett)
2 EL Bio-Rosinen

Backofen auf 225 Grad vorheizen. Mehl, Backpulver, Salz und Zucker vermischen. Butter oder Margarine schmelzen und vom Herd nehmen. Wenn sie leicht abgekühlt ist, mit Ei und Milch verrühren. Beide Mischungen schnell zusammenrühren. Rosinen unterziehen.

Muffinform mit Papierbackförmchen auskleiden und jede Mulde zu zwei Drittel mit Teig füllen. 12 bis 15 Minuten backen.

Blaubeer-Hafer-Muffins *(12 Muffins)*

1 Tasse Dinkelmehl
1 Tasse Haferflocken
Evtl. 1 Msp. Meersalz
3 TL Backpulver
1 Msp. geriebene Muskatnuss
1½ TL weißes Steviapulver
1 Ei
¾ Tasse (180 ml) Sojamilch oder Bio-Kuhmilch (1% Fett)

¼ Tasse Traubenkernöl oder ungesüßtes Bio-Apfelmus
¾ Tasse Blaubeeren, Johannisbeeren oder Rosinen

Backofen auf 200 Grad vorheizen. Mehl, Haferflocken, Salz, Backpulver, Muskat, Steviapulver und Ei gut verrühren. In einer anderen Schüssel Milch, Öl (oder Apfelmus) und Blaubeeren (oder Johannisbeeren oder Rosinen) mischen. Beides zusammenrühren. Muffinform mit Papierbackförmchen auskleiden oder ölen und jede Mulde zu zwei Dritteln füllen. 15 bis 20 Minuten backen.

Bezugsquelle für Essener Brot

Bio-Brotvertrieb »Pohligshof«
Pohligshof 1
42799 Leichlingen

Das dort hergestellte »Brot der Essener« enthält gekeimte Getreide und ist (ausdrücklich unter Verweis auf die Blutgruppendiät) weizenfrei. Es kann über das Internet bestellt werden (www.essener-brot.de).

Essener Brot ist außerdem (zum Teil nur auf Bestellung) in Reformhäusern erhältlich.

Quellenverzeichnis

1 Doris Grant und Jean Joyce, *Food Combining for Health* (Rochester Vt.: Healing Arts Press, 1989), 47.

2 Steve Meyerowitz, *Food Combining and Digestion* (Great Barrington, Mass.: The Sprout House, Inc., 1996), 51.

3 Thomas Kruzel, »Serotyping and Diet-Dietary Serotype Panel«, *Townsend Letter for Doctors and Patients* (November 1996): 75.

4 W. A. Franklin, »Tissue Binding of Lectins in Disorders of the Breast«, *Cancer* 51 (1983): 295–300.

5 David L. J. Freed, »Lectins in Food: Their Importance in Health and Disease«, *Journal of Nutrition and Medicine* 2, Nr. 1 (1991): 45–65.

6 Peter D'Adamo mit Catherine Whitney, *Eat Right for Your Type* (New York: G. P. Putnam's Sons, 1996), 54 (Dt. Titel: *4 Blutgruppen – vier Strategien für ein gesundes Leben,* Piper, 1999).

7 J. N. Livingston und B. J. Purvis, »Effects of Wheatgerm Agglutinin on Insulin Binding and Insulin Sensitivity of Fat Cells«, *American Journal of Physiology* 238 (1980): E267–E75.

8 Humbart Santillo, *Food Enzymes: The Missing Link to Radiant Health* (Prescott, Ariz.: Hohm Press, 1987), 25.

9 Anthony J. Cichoke, *Enzymes and Enzyme Therapy* (Los Angeles: Keats Publishing, 1994), 38–39.

10 D. A. Lopez, R. M. Williams und K. Miehlke, *Enzymes: The Fountain of Life* (Salem, Mass.: Neville Press, 1994), 112–116.

11 Barry Sears mit Bill Lawren, *Enter the Zone* (New York: Harper Collins, 1995), 269–272. (Dt. Titel: *Das Optimum: Die Sears-Diät,* Econ-Verlag, 2000).

12 Ann Louise Gittleman, *How to Stay Young and Healthy in a Toxic World* (Los Angeles: Keats Publishing, 1999), 21.

13 Barry Sears with Bill Lawren, *Enter the Zone,* 36.

14 David Richard, Stevia Rebaudiana, *Nature's Sweet Secret* (Thibodaux, La.: Blue Heron Press, 1996), 7 (Dt. Titel: *Stevia Rebaudiana, Das süße Geheimnis der Natur,* Tenum-Management, 1998).

15 Je Klaunig, »Chemopreventive Effects of Green Tea Components on Hepatic Carcinogenesis«, *Preventive Medicine* 21 (1992): 510–519.

16 G. Assmann und H. Shulte, »Modeling the Helsinki Heart Study by Means of Risk Equations Obtained from the Procam Study and the Framingham Heart Study«, *Drug* 40 (1990): Beilage 1: 138.

17 D. T. Nash, S. D. Nash und W. D. Grant, »Grapeseed Oil, a Natural Agent Which Raises Serum HDL Levels«, *Journal of American College of Cardiology* (1993): 925–1116.

Sachregister

Rezeptregister